FLORAIS DE BACH

Novos processos técnicos e clínicos

Jessica Bear
Carlos M. Resumil
Mechthild Scheffer
Claudia Stern

FLORAIS DE BACH

Novos processos técnicos e clínicos

Organizado por
CLAUDIA STERN

Tradução
ZILDA HUTCHINSON SCHILD SILVA

EDITORA PENSAMENTO
São Paulo

Título do original:
Flores de Bach
Nuevos Avances Técnico-Clínicos

Tradutora de Jessica Bear [para o castelhano]: Roxana Fazio.
Tradutoras de Mechthild Scheffer [para o castelhano]: Miriam Nissensohn e Claudia Stern.

Tema da capa: Liliana Inglese.

Edição	O primeiro número à esquerda indica a edição, ou reedição, desta obra. A primeira dezena à direita indica o ano em que esta edição, ou reedição, foi publicada.	Ano
3-4-5-6-7-8-9-10-11-12-13		02-03-04-05-06-07-08-09

Direitos de tradução para a língua portuguesa
adquiridos com exclusividade pela
EDITORA PENSAMENTO-CULTRIX LTDA.
Rua Dr. Mário Vicente, 368 – 04270-000 – São Paulo, SP
Fone: 272-1399 – Fax: 272-4770
E-mail: pensamento@cultrix.com.br
http://www.pensamento-cultrix.com.br
que se reserva a propriedade literária desta tradução.

Impresso em nossas oficinas gráficas.

Sumário

Os autores

JESSICA BEAR, N.D., médica naturista, é autoridade em Florais de Bach. Ela ministra cursos e seminários tanto nos Estados Unidos como em outros países. Até agora, ela escreveu cinco livros sobre os Florais de Bach e continua ampliando seus conhecimentos na medida em que descobre novas e fascinantes possibilidades para seu uso e aplicação, melhorando desta maneira a qualidade de vida de seus semelhantes. .

Além disso, a dra. Bear é orientadora de várias técnicas de terapias naturais, integrando os Florais de Bach em todas as áreas de sua prática terapêutica, visto que estes representam uma ajuda importante e aceleram os processos de cura.

CARLOS M. RESUMIL, médico, formado pela Faculdade de Ciências Médicas da U.B.A. Ele é médico residente, especializado em fisiatria e reumatologia, com grande atuação em hospitais e clínicas particulares.

É membro da Fundação Argentina Neo-Hipocrática, da Sociedade de Medicina Psicossomática de Paris, da Sociedade Francesa para o Estudo da Homeopatia.

Formou-se como terapeuta floral no Centro Bach e aplica diariamente o Sistema Floral de Bach em suas consultas. Participou de vários cursos, congressos e seminários sobre o seu ramo de especialização, tanto no seu país como no exterior.

MECHTHILD SCHEFFER, médica naturista, é terapeuta mundialmente reconhecida nas terapias com Florais de Bach que usa como uma espécie de medicina complementar.

Atualmente ela é a pessoa com maior experiência (cerca de vinte anos) nesse tipo de terapia fora do país de origem dos florais (Inglaterra). Também é internacionalmente conhecida como autora de seis livros, o primeiro dos quais — *Terapia Floral do Dr. Bach — Teoria e Prática** foi traduzido para mais de dez idiomas.

Ela é fundadora e diretora dos Centros Bach da Alemanha, Suíça e Áustria, onde se dedica à terapia, pesquisa e educação por meio de seminários aos quais comparece um número significativo de pessoas.

Foi decisiva a sua contribuição para o estabelecimento da terapia com os Florais de Bach como método eficaz de medicina psicossomática moderna.

CLAUDIA STERN, licenciada em psicologia, com pós-graduação em psicanálise, é docente da Faculdade de Psicologia e da Faculdade de Medicina da Universidade da U.B.A. Foi convidada para ministrar seminários e fazer conferências tanto na América Latina como na Europa.

É supervisora clínica em instituições de assistência psicológica, psicóloga de um serviço de psicopatologia hospitalar, terapeuta floral e criadora do Departamento de Docência e Pesquisa do Centro Bach de Buenos Aires. É autora do livro *Tudo o que Você Precisa Saber sobre os Remédios Florais de Bach, Tratado Completo para seu Uso e Prescrição** também traduzido para o português, e de diversas outras publicações dentro e fora de seu país.

Ministra permanentemente cursos para formação e aperfeiçoamento de terapeutas florais em vários níveis.

---

* Publicados pela Editora Pensamento, São Paulo.

"Não acumuleis para vós senão o que dá nos ramalhetes de flores e o jardim florescerá."

José Trigueirinho

Agradecimentos

Quero manifestar minha gratidão às pessoas que com suas sugestões e contribuições permitiram que eu realizasse este trabalho.

Eu não gostaria de esquecer ninguém, portanto, ao mencionar algumas pessoas estendo o meu reconhecimento a todas as que de alguma forma tenham algo a ver com este trabalho.

Agradeço à professora Patricia Bell, pois uma conversa com ela deu origem às idéias dos desenhos. À arq. Adriana Chirom, que os passou para o papel. À licenciada Liliana Inglese pela criação da capa. Ao professor Jorge Cantin, do Chile, pelo texto "Saberei Viver" que fez chegar às minhas mãos. Às minhas ocasionais "tradutoras" Erica Schmidt e Rosita Elfers. A José e Graciela Rosenberg do Lugar Editorial pelo ótimo trabalho em equipe. Aos meus alunos e pacientes, fonte perene e inesgotável de inspiração e estímulo.

E, em especial, sou imensamente grata aos autores dos vários capítulos, os quais generosamente cederam seus trabalhos para publicação. Seu gesto de amizade e confiança me comoveu e espero que a repercussão deste livro faça jus à sua publicação.

Claudia Stern
Organizadora

SABEREI VIVER

Saberei viver... quando encontrar o meu lugar no mundo.
Quando integrar os meus sentimentos a todas as outras coisas.
Quando não for tão instável.
Quando conseguir controlar o meu estado de espírito.
Quando não depender tanto da expectativa dos outros.
Quando os meus olhos estiverem concentrados em mim.
Quando não me desesperar mais por causa do que ainda não tenho.

Saberei viver... quando me plantar no chão com mais firmeza.
Quando puder me sentir inteiro mesmo nos dias cinzentos e chuvosos.
Quando não quiser mais morrer sempre que tiver de resolver uma situação difícil.

Saberei viver... quando não ficar paralisado por tédio, impotência, insegurança e medo.

Saberei viver... quando puder fazer uma boa separação entre mim e os outros.
Quando perder o medo de ter medo e tiver a paciência de me submeter ao tempo.
Quando não houver pressa de alcançar o futuro e eu puder viver mais tranqüilo e menos tenso.
Quando eu falhar sem ter sensação de fracasso.
Quando puder ver os meus ídolos à luz da realidade.

Saberei viver... quando não ficar tão iludido a ponto de sofrer uma desilusão.
Quando não me enraivecer com tanta freqüência e puder tolerar melhor as coisas que não dão certo.
Quando ficar "muito rico" não seja mais uma necessidade imperiosa para viver.

Saberei viver... quando puder me olhar no espelho e ser mais condescendente quando não me achar tão belo.

Então... por certo ficarei em paz. Deixarei de me julgar com tanto rigor.

Terei crescido. Serei dono de mim e das minhas coisas.

Saberei viver... **MAIS FELIZ!**

AUTOR ANÔNIMO

Prefácio

Eduardo Horacio Grecco

A publicação de um novo livro representa a aventura de descobrir em suas páginas a trama que se desenvolveu desde a sua gestação. Muito mais ainda num livro como este, pois ele integra quatro reflexões sobre a terapia floral.

Os autores, em sua maioria já conhecidos por obras anteriores, concentram a análise e a preocupação na terapêutica que, de algum modo, parece ser uma das características especiais do futuro próximo do trabalho com florais.

Talvez a ousadia de explorar terrenos não suficientemente pesquisados com uma lucidez que honra os antecedentes dos seus criadores seja o maior mérito do texto.

O dr. Carlos M. Resumil aborda a questão do sofrimento e da dor relacionada com o sistema ósseo.

O objetivo do diagnóstico na prática clínica com os florais é detectar o sofrimento básico de cada paciente e os mecanismos por meio dos quais se manifesta esse sofrimento. Assim, a dor se mostra como um revelador que nos faz tomar consciência do nosso corpo; quando aparece dor em nossos ossos manifestando-se como rigidez é como se, de algum modo, a estrutura mais profunda do nosso ser, aquela que nos mantém, gritasse diante da experiência do desamparo, da incomunicabilidade e da insegurança. Convém recordar que a palavra osso, em grego *osteon*, deriva de "ossomai", que significa "a voz dos deuses no homem". Quando os nossos ossos doem, é o nosso ser espiritual que está falando.

A dra. Jessica Bear, por sua vez, entra em cheio na descrição de uma técnica de trabalho com as essências florais, cujo cerne é concentrá-las sobre os diferentes corpos magnéticos que constituem a estrutura multidimensional do homem.

A técnica da "chuva", seus fundamentos e metodologia, tem antecedentes no dr. Edward Bach que recomendava espargir Crab Apple numa casa onde tivesse havido uma briga entre as pessoas, a fim de eliminar o agressor negativo gerado pelas emoções implícitas na briga. Contudo, a dra. Bear deu a esse procedimento um *status* muito específico e pesquisou seus efeitos curativos. O texto contido neste livro é um magnífico exemplo.

A licenciada Claudia Stern é uma das pioneiras do estudo dos florais na Argentina; ela projetou sua imagem e obra no exterior. Neste caso, ela nos mostra sua perfeição clínica em dois textos cuja análise se concentra no modo como se processa a cura e na dinâmica da alma do terapeuta. A projeção dos mesmos transcende seu enunciado e deixa implícitas algumas questões cujo valor deve ser apreciado, não dentro do contexto de um caso clínico, mas a partir da perspectiva da lição contida nesse caso — que é uma lição destinada aos que praticam a arte da terapia floral.

Finalmente, a dra. Mechthild Scheffer, que exerceu um magistério especialmente significativo para toda uma geração de terapeutas florais por intermédio da sua obra, responde com seu costumeiro estilo a perguntas que, sem dúvida, também fizemos a nós mesmos. Os concentrados florais para ingestão podem ser preparados homeopaticamente? Se tocarmos o floral ou deixarmos junto ao corpo o preparado perde a eficácia? No entanto, mais importantes do que as perguntas, neste caso, são as respostas cuja clareza não necessita de maiores comentários.

Da minha parte, a tarefa de prefaciar este livro pode se resumir em dois sentimentos: o prazer que tive como leitor e o respeito pelos que trabalham ao lado dos "que sofrem e padecem" e têm a capacidade de compreender a dor deles e dar-lhes um significado na forma de um discurso que, sendo científico, nem por isso deixa de ser humano.

Introdução

"Na arte de curar, deixar de aprender constitui crime."

Christian Samuel Hahnemann
(1755-1843)

Neste livro, estão reunidos trabalhos de vários autores. Alguns deles são uma recompilação do que foi dito em vários congressos, seminários e publicações sobre o tema.

Os trabalhos permitirão avaliar o sistema floral de diversos pontos de vista, apesar de "prevalecer a unidade na diversidade", segundo a filosofia de Edward Bach.

O leitor observará que na maior parte do livro usou-se uma linguagem simples, porque ele se destina a todo tipo de público, tanto profissional quanto leigo, servindo tanto a usuários de florais como a terapeutas.

Descrever o método de trabalho de cada autor não é fácil porque se trata de uma tarefa em que se tem de considerar o curador, o cientista e o ser criativo. Por mais magníficas que sejam as transcrições, a palavra escrita sempre nos deixa insatisfeitos de alguma forma, visto que é incapaz de transmitir as pausas, os sorrisos, os olhares, as inflexões de voz com que cada um procurou enfatizar o que disse.

Estamos vivendo uma época marcada por profundas mudanças no que se refere à abordagem do ser humano que sofre, e este livro pretende analisar um caminho e uma possibilidade de cura pela aplicação da terapia com os florais.

Hoje não se pode duvidar do efeito desta forma suave e serena de cura, sendo cada gota de floral um impulso energético.

Embora este método de cura por meio dos florais tenha sido considerado completo pelo dr. Edward Bach — seu descobridor —, seus múltiplos usos continuam sendo desenvolvidos, mesmo depois da sua morte, principalmente nos últimos anos, em vários lugares do mundo, por diversos terapeutas que se dedicam a pesquisas nesse campo, revelando neste livro parte de suas experiências.

Cada leitor terá de comprovar a validade ou não do que está escrito, aceitá-lo ou negá-lo, ampliar ou aprofundar-se nos temas que desejar, fazendo disso uma meta para cumprir a própria missão.

Quanto a mim, devo confessar que os florais abriram as portas de um mundo maravilhoso. Estou muito feliz em poder compartilhá-lo com outras pessoas interessadas em contribuir para aliviar, na medida do possível, o sofrimento humano.

Claudia Stern
Janeiro de 1994

JESSICA BEAR

DESCOBRINDO AS NOSSAS "MÁSCARAS"

Como obter o perfil pessoal com os Florais de Bach

Desenvolvimento do processo para obter o perfil pessoal com os Florais de Bach usando o sistema da vaporização

Como obter o perfil pessoal com os Florais de Bach

O objetivo de uma sessão de assistência sociopsicológica com os Florais de Bach por intermédio do modelo cinesiológico é descobrir quais os Florais de Bach que ajudarão o paciente a manter o equilíbrio emocional.

Para o estudante versado na filosofia floral de Bach, a combinação de remédios adequados torna-se importante com a incorporação exaustiva dos acontecimentos emocionais acumulados durante toda uma vida. A combinação dos remédios transforma-se numa representação viva que revela o acúmulo de aptidões, debilidades, sucessos e fracassos de um indivíduo, porém, acima de tudo, dos motivos que neles se ocultam! Os Florais de Bach isolados são apenas pedacinhos de informação, enquanto a combinação dos mesmos oferece uma visão mais holística orientada para a compreensão do nosso objetivo de vida e, possivelmente, a chave do que está bloqueando a pessoa, impedindo-a de alcançar esse ideal.

PRIMEIRO PASSO

ESTABELECER PRIORIDADES PARA DETERMINAR OS TRAÇOS DA PERSONALIDADE-CHAVE

Teste os músculos, aplicando um indicador de circuito bem definido para localizar os tipos de personalidade-chave e use a Roda das Emoções para determinar se a pessoa é um:

POSSIBILITADOR MEDIADOR DOMINADOR

Estas categorias explicam como uma pessoa pode representar o papel desses três tipos de subpersonalidades todos os dias, enquanto perde de vista quem ela realmente é. A Roda das Emoções é um instrumento visual que mostra rapidamente a verdadeira personalidade e não a pseudopersonalidade criada pela genética, pelas influências paternas ou por autoprogramação inadequada da personalidade. De acordo com essa Roda, distinguem-se estas três expressões emocionais.

Os Dominadores são os controladores, as figuras de autoridade, os que se agitam e movimentam; com grande freqüência, os que abusam. Os Possibilitadores são as vítimas, aquelas pessoas aparentemente mais fracas, o que dificulta que elas se protejam das influências externas; parecem frágeis e menos capazes de cumprir com êxito as exigências do mundo. Os Mediadores são os que se encontram no meio do conflito entre os Dominadores e os Possibilitadores, ou seja, são os pacificadores ou os silenciosos, que não interferem e têm a habilidade de analisar ambos os lados da questão.

Digamos, por exemplo, que se defina a categoria Dominador. A categoria Dominador começa com Impatiens nº 9 no quadro da Roda das Emoções (você pode estabelecer individualmente o nome das personalidades ou referir-se a elas por número). Depois da análise, definiu-se o tipo de personalidade Vervain nº 10. Não obstante, afirmou-se Centaury na categoria Possibilitador, bem como Agrimony na categoria Mediador.

POSSIBILITADOR	MEDIADOR	DOMINADOR
1. Mimulus	5. Clematis	9. Impatiens
2. Gentian	6. Agrimony	10. Vervain
3. Cerato	7. Scleranthus	11. Rock Rose
4. Centaury	8. Water Violet	12. Chicory
	SEM CATEGORIA	
	13. Mustard	

Deveria haver apenas um tipo de personalidade para cada pessoa. Se for impossível priorizar um só tipo de personalidade, isso provavelmente se deve à influência muito perturbadora de outra, que chega a eclipsar tão eficazmente a verdadeira personalidade que o corpo é incapaz de determinar qual a que lhe é própria. Em nosso exemplo, afirmaram-se tanto Centaury nº 4, como Agrimony nº 6 e Vervain nº 10. Em seguida, deduz-se que, se há apenas um tipo de personalidade, conseqüentemente há a influência de duas personalidades adicionais que roubam as vibrações que deveriam ter dado prioridade a um ÚNICO tipo de personalidade verdadeira e individual nos procedimentos normais de monitoração. Ao que parece, neste caso o corpo/mente não foi capaz de separar ou distinguir da impostora sua personalidade própria, a personalidade verdadeira. Essas personalidades-fantasmas podem resultar com freqüência da influência dos nossos pais. (Este aspecto será analisado com mais detalhes com o paciente no Sexto Passo.)

O processo de eliminar as personalidades-fantasmas torna-se muito mais fácil fazendo com que o paciente teste cada remédio isoladamente, um por vez, colocando algumas gotas na palma das mãos, esfregando-as nos pontos de batimento cardíaco dos pulsos, dando tapinhas delicados com as mãos no rosto e, em seguida, pondo as mãos em concha sobre o nariz e a boca e inalando profundamente. Se o paciente segurar o frasco de remédio nas mãos, isso também pode dar resultados eficazes; no entanto, pessoalmente, prefiro usar o processo de uso corrente descrito acima. Além disso, quando estabelecemos os resultados apenas oralmente, com freqüência eles são ineficazes porque as influências externas provenientes das pseudopersonalidades aparecem como parte dos resultados: portanto, é comum que as pseudopersonalidades se definam como a própria personalidade.

Para adotar este procedimento com o nosso exemplo, aplicaremos primeiro o remédio Centaury nº 4. Faremos isso para determinar se Centaury é uma personalidade verdadeira ou uma fachada. Se se tratar de um tipo de pseudopersonalidade, o remédio dilui momentaneamente a influência. Voltando-se a monitorar o paciente, se a resposta ao remédio Centaury for negativa, isso nos levará à conclusão de que Centaury não é a VERDADEIRA personalidade, porém apenas algo que influi e provoca uma interferência. (Tome nota destes tipos de personalidade com influência forte porque eles serão analisados no Sexto Passo com o paciente.)

Repetiremos, então, o mesmo processo com Agrimony para determinar mais detalhadamente se esta será sua verdadeira personalidade. Se Agrimony resultar numa resposta negativa, anote logo o fato e faça o paciente continuar com o mesmo processo de aplicação com o remédio Vervain. Finalmente, definiu-se Vervain, que emergiu como a VERDADEIRA personalidade do paciente.

SEGUNDO PASSO

DESCOBRIR OS REMÉDIOS AUXILIARES

Depois de definir a personalidade-chave, o próximo passo é determinar se é necessário um remédio auxiliar para atender melhor à pessoa. (Lembre-se de que a categoria auxiliar funciona como um sábio conselheiro para controlar a verdadeira personalidade rumo ao seu destino, sem a influência dos obstáculos genéticos e dos pecados dos pais.) Se a resposta for afirmativa, estabeleça oralmente se a cor do remédio auxiliar é escura, clara ou do tipo Wild Oat. (A categoria auxiliar apresenta características visuais reconhecidas pela cor e pelo caráter.)

COR CLARA	COR ESCURA
1. Olive	4. Vine
2. Gorse	5. Heather
3. Oak	6. Rock Water

PARA QUALQUER TIPO
7. Wild Oat

Pode-se definir mais de um auxiliar para assistir e apoiar o tipo de personalidade indicado que, neste exemplo, é o tipo de personalidade Vervain. Além disso, os remédios auxiliares necessários podem pertencer a ambas as categorias de cor, dependendo da influência dos pais.

Suponhamos, continuando com o nosso exemplo, que se definiram as cores clara e escura, afirmando-se o remédio Oak na categoria clara e Rock Water na categoria escura.

Terceiro Passo

LOCALIZAÇÃO DOS REMÉDIOS AUXILIARES
O LEQUE DAS EMOÇÕES

A fim de simplificar e para determinar quais os 18 remédios restantes ou auxiliares que tornarão mais fácil o equilíbrio da verdadeira personalidade, eles são categorizados para os fins cinesiológicos de priorização, de acordo com os Sete Estados Emocionais Básicos do dr. Bach:

I. PREOCUPAÇÃO EXCESSIVA COM O BEM-ESTAR DOS OUTROS
II. MEDO
III. SOLIDÃO
IV. INTERESSE INSUFICIENTE PELO MOMENTO PRESENTE
V. HIPERSENSIBILIDADE A IDÉIAS E INFLUÊNCIAS
VI. INCERTEZA
VII. DESALENTO/DESESPERO

Os auxiliares são numerados de 1 a 18 de acordo com o estado emocional correspondente:

I. PREOCUPAÇÃO EXCESSIVA COM O BEM-ESTAR DOS OUTROS

1. Beech

II. MEDO

2. Aspen
3. Cherry Plum
4. Red Chestnut

III. SOLIDÃO

Não tem auxiliares

IV. INTERESSE INSUFICIENTE PELO MOMENTO PRESENTE

5. Chestnut Bud
6. Honeysuckle
7. White Chestnut
8. Wild Rose

V. HIPERSENSIBILIDADE A IDÉIAS E INFLUÊNCIAS

9. Holly
10. Walnut

VI. INCERTEZA

11. Hornbeam

VII. DESALENTO/DESESPERO

12. Crab Apple
13. Elm
14. Larch
15. Pine
16. Sweet Chestnut
17. Willow
18. Star of Bethlehem

O primeiro passo para determinar os auxiliares da personalidade é avaliar que categorias principais são indicadas para este tipo de personalidade. Suponhamos que sejam "Medo e hipersensibilidade a idéias e influências". O passo seguinte é determinar o remédio auxiliar específico para a categoria emocional por intermédio de testes musculares. Para completar o nosso exemplo, concluímos que sejam Cherry Plum nº 3 e Holly nº 9.

QUARTO PASSO

RESUMO

A. Tipo de personalidade: Vervain
   1. Personalidades influentes
      a) Centaury
      b) Agrimony

B. Remédios auxiliares: Oak e Rock Rose

C. Remédios assistentes: Cherry Plum e Holly

Qual a informação viável que se pode deduzir dessa combinação? O que ela indica sobre essa pessoa?

Que perguntas podem ser feitas?

A. Tipo de personalidade: Vervain

As personalidades Vervain são emocionalmente muito fortes, chegando ao fanatismo, e, em geral, são demasiado entusiastas quanto à sua visão filosófica da vida. Acham que devem forçar os outros a adotar as crenças de uma personalidade Vervain para salvar o mundo.

B. Quando a personalidade Vervain se combina com o auxiliar Oak, isto indica ao facilitador que esta personalidade Vervain tomou sobre os ombros um fardo exagerado de responsabilidades. O tipo Vervain em desequilíbrio, que comumente tem complexo de Messias, pensa que foi enviado para cá a fim de salvar o mundo. No entanto, um tipo Vervain-Oak pode literalmente matar-se de trabalhar. Simplesmente pode quebrar-se como um carvalho (Oak), provocando possivelmente uma doença grave como um ataque cardíaco ou uma apoplexia.

Se essa pessoa também se afirmar com o remédio Rock Water, o caso é "grave". Os tipos Rock Water são rígidos e não cedem em suas convicções. Em conseqüência, este Vervain pensa que nasceu para salvar o mundo e, em conseqüência, adota uma atitude Oak demasiado responsável. Ele também se vê muito pressionado a parecer perfeito aos olhos do mundo, forçando-se a viver de acordo com um padrão elevado de vida, que pode incluir a adesão irrestrita a um estilo religioso ou materialista de vida. Pode-se ter a impressão de que essa pessoa não sabe o que é "diversão".

C. Como você se lembra, os remédios auxiliares que se afirmaram foram Cherry Plum e Holly. Agregado à personalidade Vervain descrita antes, Cherry Plum faz a pessoa assumir o controle. Por outro lado, também pode denotar incapacidade para ficar no controle; não obstante, devido ao fato de estar demonstrando um senso de responsabilidade tipicamente Oak, isso reforça a idéia de que essa pessoa está exibindo o aspecto de controle excessivo de Cherry Plum. As pessoas controladoras do tipo Oak, Rock Water e Cherry Plum foram criadas para acreditar que é proibido demonstrar as emoções. Foram criadas para agir de acordo com o que se esperava delas. Em conseqüência, elas são entusiastas por natureza e demasiado responsáveis, sentindo-se presas a uma rígida adesão às leis humanas; então acreditam (por influência externa) que é inaceitável expressar-se livremente e, portanto, não podem adotar a conduta livre por medo de fracassar. No entanto, de vez em quando esse tipo de pessoa se aborrece, sai da concha e logo volta à sua forma forçada e controlada de ser, até chegar outra vez aos limites da paciência.

Outro sinal hipotético desta combinação poderia ser o fato de elas agirem somente em benefício dos outros e, quando estão entre quatro paredes, maltratam seus entes queridos abusando deles com seus pontos de vista fanáticos e desumanamente inflexíveis. Assim, forçam a família toda a ser como elas. E assim a saga continua...

O floral Holly ajuda a liberar e a expressar a zanga; não obstante, a verdadeira ação de Holly é ajudar a personalidade a acreditar de fato em si mesma. Isto possibilita que ouça o conselho dos outros de forma impessoal enquanto adota uma atitude do tipo "obrigado por compartilhar". No entanto, torna-se visível por que essa personalidade-exemplo tem estado sob tensão e estresse tão intensos: é evidente que essa alma presumiu que não estava bem e chegou à conclusão de que todas as coisas têm de mudar para se tornarem aceitáveis aos olhos do mundo. Seu estilo de vida requer regras muito rígidas e, portanto, seu estilo natural de vida deve ter sido incorreto e inaceitável, e assim por diante. Em seu esforço para parecer valiosa para si mesma e para os outros, a pessoa reage sobrecarregando-se de encargos, tornando-se excessivamente responsável.

A zanga representa um reconhecimento saudável de que em algum ponto da vida algo é inaceitável. O facilitador pode ajudar o paciente a suavizar a zanga reconhecendo aquelas áreas que a provocaram. Sabemos que, na maioria das vezes, a zanga é um programa velho e repetitivo que nunca foi resolvido. No Sexto Passo demonstraremos como se pode conversar mais especificamente sobre isto com o paciente.

QUINTO PASSO

CONVERSAR SOBRE OPÇÕES SAUDÁVEIS

Assim que o facilitador confirmar quais áreas da vida do paciente estão desequilibradas, causando excesso de tensão em sua vida, e depois de determinar os remédios particulares para aplicá-los às suas necessidades, e se confirmaram, como neste caso, Vervain, Oak, Rock Water, Cherry Plum e Holly, então o facilitador deve explicar ao paciente o que se pode esperar dos Florais do dr. Bach.

Por exemplo:

Diga a essa personalidade Vervain que ela tem de começar a se queixar menos dos problemas da vida e conceder-se um tempo para relaxar e desfrutar da vida, dando-se conta de que na vida as coisas não têm de ter um propósito monumental ligado a cada ação. Talvez o propósito seja simplesmente desfrutar por um momento a vida. A personalidade Vervain, assistida por Oak, perceberá que ser responsável demais também traz um desequilíbrio para todas as partes interessadas. Explique-lhe que alguns membros da família terão de tomar suas próprias decisões. Os tipos Oak têm tendência para se abrandar; portanto, lembre-lhes que tirem algum peso dos ombros e permitam que os outros também cumpram suas obrigações. O remédio Rock Water tem o efeito de ajudar a personalidade Vervain a "fluir" melhor e a dar-se conta de que a finalidade das regras é estabelecer diretrizes que podem ser interpretadas de forma diferente, ajustando-se às necessidades e desejos individuais para manter um equilíbrio geral de vida. Os humanos são um grupo tão diversificado, que fica muito difícil colocá-los sempre nos arquivos corretos: alguns deles só se encaixam num arquivo redondo! Porém, isso não quer dizer que estejam errados ou sejam inaceitáveis; simplesmente isso os torna diferentes: e ser diferente é bom!

Continue informando a esse paciente que Cherry Plum o ajudará a relaxar e a "confiar em Deus", permitindo que o pequeno ego entregue o controle ao Ser Superior, o que pode se transformar numa aventura! É importante que você o faça ver que Cherry Plum pode ser o mais "reativo" dos remédios. Quando as emoções se acumularam durante toda a vida e foram bloqueadas, os remédios que regem as qualidades superiores podem liberar um controle pouco natural. Tenha cuidado! Por conseguinte, faça com que o seu paciente informe aos amigos e membros da família que ele pode estar elaborando algum velho "material" e que não o levem a mal, pois não tem intenção de ofender ninguém.

Explique-lhe que Holly o ajudará a aceitar o seu novo modo de ser. Note que Holly também pode ser um remédio que provoca reação. E pelo fato de a personalidade Vervain (agora livre) tender a falar sobre as coisas que considera inaceitáveis na vida, sua reação pode ser de irritação; no entanto, assegure-lhe que esta reação em geral só dura alguns minutos e os resultados valem cada segundo de sofrimento, se não desistir.

Anime essa pessoa dizendo-lhe que, finalmente, ela pode desfrutar um pouco a vida deixando de lado toda essa responsabilidade pelo bem-estar do mundo, concentrando-se em ser responsável por quem é mais importante na jornada da vida, ela mesma. A cura começa com a própria pessoa. Ela, por certo, será de grande ajuda para todos, sem exceção, porém talvez tenha de estar mais consciente dos próprios limites, mantendo desse modo um semblante saudável e calmo.

SEXTO PASSO

A INFLUÊNCIA DA PERSONALIDADE INVASORA

Lembre ao paciente que a verdadeira felicidade só poderá ser alcançada se ele se mantiver fiel a si mesmo; diga-lhe que nunca poderá ser feliz agindo como se fosse outra pessoa, com a intenção de se parecer com ela a fim de conquistar seu amor e respeito; e que ele só será feliz quando for respeitado pelo que é.

Nesse caso, as personalidades invasoras ou pseudopersonalidades são Centaury e Agrimony. Além disso, o estudioso de florais está ciente de que dentro da categoria auxiliar os remédios servem para indicar as influências genéticas que afetam a personalidade, neste caso, Oak e Rock Water.

Como resultado, o facilitador pode querer analisar com o paciente que áreas da vida são influenciadas por essas personalidades. Para ajudar o paciente nessa análise, o facilitador descreverá a personalidade Centaury, naturalmente servil e com dificuldade de dizer "não"; é por isso que ela perde a força de vontade diante dos outros. O paciente poderá argumentar:

"Sim, minha mãe é assim. Ela é uma pessoa tão maravilhosa, muito forte e ativa na igreja. Cuida de várias famílias sem teto, deixando por vezes de atender às próprias necessidades para ajudá-los. Com freqüência, ela se cansa demais porque não consegue dizer não à igreja ou às famílias que está ajudando. É uma santa!"

Observem que o paciente descreveu fielmente a personalidade Centaury-Oak. O facilitador então deve perguntar-lhe: "Por acaso você imita sua mãe Centaury-Oak na sua vida?" Ele rirá e responderá: "É claro. Tenho motivos para odiar o que minha mãe faz. Sempre soube que não sou tão bom quanto ela e sei que deveria ser. Estive procurando me tornar aceitável a Deus, vivendo como ela, e agora percebi que não aceito o estilo de vida dela. Sou uma pessoa de valor. Foram-me concedidos dons especiais próprios para ajudar os outros. Tenho de ser fiel a mim mesmo e aceitar essa minha condição especial, se for para eu ser feliz!"

Para uma análise mais profunda, o facilitador descreverá a personalidade Agrimony, aquela em que o indivíduo tem dificuldade de se expressar emocionalmente. Ele teme que, se os outros souberem muito sobre ele, deixará de ser respeitado e amado. Por conseguinte, é pessoa reservada quanto à vida privada, agindo como se estivesse sempre alegre, negando qualquer pretensão em contrário. Não obstante, os que se aproximam dessa personalidade percebem sua inquietação e tormento. Neste ponto, o paciente poderá responder afirmando: "Você acabou de descrever o meu pai! Era uma pessoa alegre até que começou a beber e então todos os demônios vieram à tona. Por sorte, não bebia constantemente, mas quando isso acontecia costumava perder o controle e ficar violento, principalmente com mamãe; no entanto, ela nunca se queixava. O pai dele, meu avô, era um homem rígido que controlava tudo com mão de ferro e, por isso, entendo por que meu pai agiu da forma como agiu, visto que nunca teve permissão para manifestar sua opinião sem ser castigado. Toda a família tinha de viver sob o controle do meu avô. Por sorte, quando eu era jovem, mudamos para longe dele."

O avô, em conseqüência, era a influência Rock Water na família.

A pergunta seguinte a ser feita ao paciente deveria ser: "Então, como Agrimony e Rock Water se relacionam com algumas de suas ações?" O paciente responderia: "Bem, imagino que possa ser o tipo Rock Water no que se refere a comer carne. Sou muito rígido com minha dieta: sou vegetariano. Acredito que comer carne é cruel e desnecessário. O mundo seria um lugar melhor para se viver se não houvesse a necessidade de matar essas criaturas. Agora percebo que sinto dificuldade para falar de mim mesmo. Sou muito contestador no que se refere a assuntos mundanos, mas, na realidade, não permito que ninguém se meta na minha vida."

SÉTIMO PASSO

POSSÍVEIS CORRELAÇÕES FÍSICAS

Observe que o remédio Vervain compartilha energia com o meridiano do tríplice aquecedor, a tireóide, os sais celulares, a sílica e muito mais.

A Roda das Emoções é baseada no livro *Os doze curadores*, do dr. Bach. Esses doze florais representam todas as personalidades que se encontram na natureza humana e que correspondem aos doze tipos básicos encontrados entre as pessoas de todas as condições. No total há 38 Remédios Florais de Bach, separados em três categorias básicas de aplicações: os doze tipos de personalidades básicas mencionados anteriormente, os sete auxiliares, que contribuem para determinar as virtudes das doze personalidades, e os dezenove assistentes, que formam um leque de emoções causadas por uma personalidade que esteve desequilibrada durante muito tempo.

RODA DAS EMOÇÕES

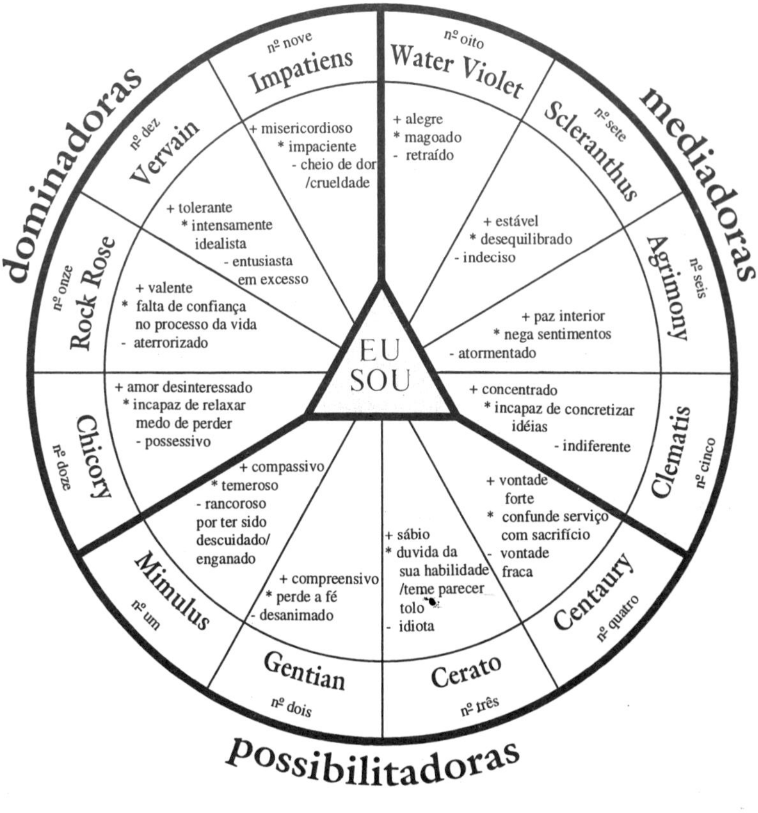

+ VIRTUDE * REAÇÃO - FALHA

Desenvolvimento do processo para descobrir o perfil pessoal com os Florais de Bach usando o sistema de vaporização

PRIMEIRO PASSO

Pergunte: "Posso experimentar?"
Pergunte: "Há algum motivo que me impeça de trabalhar com esta pessoa?"
Pergunte: "Pode-se realizar o processo com gentileza?"

SEGUNDO PASSO

Pergunte: "Sobre o que deseja trabalhar? É um conflito? Trata-se de um objetivo? Deseja descobrir as personalidades-chave de cada corpo?"

Questões relativas a dor

É uma questão relativa a dor? Ouça o que o paciente tem a dizer. Se for problema de dor, pergunte se ele consultou mais alguém. Se a resposta for afirmativa, indague quais foram os resultados.

Nota: Seria conveniente informar seu paciente que enquanto não se atacar a causa principal do problema, qualquer correção será apenas temporária. Durará somente até algo desencadear estresse.

Vícios

Se o paciente está se tratando de vícios, pergunte qual a personalidade ou personalidades que gosta(m) de .... (o nome do vício, por exemplo, fumar, beber, comer em excesso, compulsivamente, jogar, etc.). Por que gosta do vício? Veja se existe um assistente que possa lançar luz sobre a emoção em questão. Para começar, qual foi a causa do vício?

TERCEIRO PASSO

Pergunte: "Qual o corpo que quer falar?"

1. Espiritual (E)
2. Mental (M)
3. Coração (Co)
4. Físico (F)
5. Garganta (G) Espírito Santo
6. Causal (Ca) Jesus Cristo
7. Coronário (+) Deus

Nota: Usando uma mudança de indicador, também se pode avaliar os tipos de personalidades sutis. Corpo físico — região dos ombros. Corpo emocional/Coração — parte superior do braço até o cotovelo. Corpo mental — cotovelo até o antebraço. Espírito — pulso até a ponta dos dedos. Causal — mais além da polpa dos dedos. Coroa — parte superior da cabeça. Garganta — região da garganta.

QUARTO PASSO

Pergunte: "O corpo é um Possibilitador?"
Se a resposta que surgir for afirmativa, pergunte: "É...?"

1. Mimulus
2. Gentian
3. Cerato
4. Centaury

Nota: Se surgirem os quatro Possibilitadores, seu paciente provavelmente está lidando com questões relativas a abuso.

Pergunte: "O corpo é um Mediador?"
Se a resposta que surgir for um sim, pergunte: "É....?"

5. Clematis
6. Agrimony
7. Scleranthus
8. Water Violet

Pergunte: "O corpo é um Dominador?"
Se a resposta for afirmativa, pergunte: "É...?"

9. Impatiens
10. Vervain
11. Rock Rose
12. Chicory

Pergunte: "O corpo é Mustard?"

Quinto Passo

Separe as personalidades florais que seu paciente disse que era.

Vaporize cada personalidade floral Bach em separado com um vaporizador.

Pergunte: **"Esta é você?"**

Se não for a personalidade, o remédio diluirá momentaneamente a influência de um tipo de pseudopersonalidade; por isso dá um não como resposta.

Se a resposta for sim, deixe o floral de lado para um exame mais detalhado. Para cada corpo há somente uma personalidade principal. Se a pseudopersonalidade tiver eclipsado a personalidade principal por muito tempo, pode-se acreditar que se trata da personalidade dos corpos.

Se a resposta for sim para mais de uma personalidade, algumas vezes as pseudopersonalidades são claramente obstinadas. Se, no entanto, houver mais de uma personalidade, use o vaporizador para uma limpeza e pergunte mais uma vez:

1. Esta é você?
2. Você é uma personalidade-fantasma (resistência)? Uma resistência é uma influência que atua sobre a verdadeira personalidade, provocando interferência. Pode tratar-se de uma influência paterna.
3. Você é um aliado?
4. Se ficarem duas personalidades, então pergunte:
   Você é gêmeo? Explicação: trata-se de almas gêmeas que aparecem ao mesmo tempo. Você não as separa, as reconhece. Às vezes pode haver trigêmeas.
   Anote os corpos como um só tipo de personalidade individual verdadeira, anotando também as pseudopersonalidades. Converse sobre o tipo de personalidade com o seu paciente.

SEXTO PASSO

Depois de afirmar a personalidade-chave, pergunte:

"É necessário um remédio auxiliar para ajudar melhor a personalidade-chave?"

A categoria auxiliar funciona como um sábio assessor para dirigir a verdadeira personalidade rumo ao seu destino, sem a influência de resistências genéticas.

Se for este o caso, pergunte: **"O remédio auxiliar é o que corresponde a** .... os auxiliares dos quatro elementos

1. Gorse (Fogo)
2. Oak (Terra)
3. Heather (Ar)
4. Rock Water (Água),

os outros três auxiliares:

5. Olive
6. Vine
7. Wild Oat?"

Converse com o paciente sobre os auxiliares escolhidos. Eles indicam influências genéticas, por isso leia em voz alta o que disse sobre os auxiliares e pergunte ao paciente: "Como estas descrições se relacionam com algum fato da sua vida?"

"Será necessário algum assistente para ajudar a personalidade-chave?"

Se a resposta for afirmativa, pergunte: "Em que categoria você se encaixa?"

1. TEMORES:
Aspen
Cherry Plum
Red Chestnut

2. INCERTEZAS:
Hornbeam

3. INTERESSE INSUFICIENTE PELO MOMENTO PRESENTE:
Chestnut Bud
Honeysuckle
White Chestnut
Wild Rose

4. PREOCUPAÇÃO EXCESSIVA PELO BEM-ESTAR DOS OUTROS:
Beech

5. HIPERSENSIBILIDADE A IDÉIAS E INFLUÊNCIAS:
Holly
Walnut

6. DESALENTO OU DESESPERO:
Crab Apple
Larch
Pine
Sweet Chestnut
Star of Bethlehem
Willow

SÉTIMO PASSO

Pergunte: **"Qual é o rumo da sua energia?"**

1. Direto (evidente, não dá voltas).
2. Circular (muito suave, deixa que as coisas aconteçam).
3. Outro (ambas as direções, totalmente livre).

Pergunte: **"Qual é a forma geométrica?"**

1. **Oval** (flexível, recebe golpes e se recupera).
2. **Redonda** (oval retraído, sente-se enganado, não participa de um grupo).
3. **Quadrado** (reduz atividade, pergunta: Por que Deus não fala comigo?).

4. **Hexagonal** (forma protetora em dimensões mais densas; lutará por causas que lhe dêem proteção).
5. **Octogonal** (proteção em níveis mais sutis; são pessoas que lutam para que as outras possam continuar trabalhando).
6. **Triângulo com a ponta para cima** (parte superior do corpo; isto revela que parte do corpo está gasta; esquema filosófico, centros hormonais superiores; área de poder).
7. **Triângulo com a ponta para baixo** (parte inferior do corpo; solapa a alegria da religião; centro hormonal inferior; base).
8. **Outra.**

Pergunte: **"Qual é a sua condição?"** Isto se relaciona com os músculos esfíncteres (estômago; um músculo com forma de anel que normalmente mantém a constrição de um tubo corporal ou orifício, e se relaxa quando é necessário).

1. Normal.
2. Denso (contraído, ombros tensos).
3. Inflamado.
4. Rígido (as células formam uma massa compacta).
5. Colapso (o corpo perdeu o prumo).

Pergunte: **"A que função cerebral pertence a voz?"**

1. **Cérebro anterior** (palavras codificadas, nutrição, símbolo +)
2. **Cérebro médio** (sentimentos, não tem palavras, tem som. O feminino mora no cérebro médio, símbolo *)
3. **Cérebro posterior** (palavras não codificadas, âmbito físico, alimentação, símbolo -).

Nota: Se houver mais de uma voz, pode estar falando outro corpo de personalidade. Pergunte: "Está falando o .... (corpo sutil?)"
Quem está falando? É possível que outra personalidade domine quando acontece um conflito ou vício. Se outro corpo estiver falando, pergunte que remédio **vaporizar** para falar com a personalidade-chave.

Pergunte: **"É necessário ver com que porcentagem cada função cerebral está funcionando?"**

Se for assim, pergunte:

1. "Que porcentagem do cérebro anterior está funcionando?" Anote os resultados.
2. "Que porcentagem do cérebro médio está funcionando?" Anote os resultados.
3. "Que porcentagem do cérebro posterior está funcionando?" Anote os resultados.

Pergunte: **"Quando a voz funciona?"**

"É necessário descobrir quando a janela está aberta para que a voz funcione?" As janelas são as horas em que essa parte do corpo funciona. Se o corpo reclama: "Sim", então descubra a que horas está aberta a janela.

A que horas está aberta?

Da meia-noite até seis da manhã

Das seis da manhã até meio-dia

Do meio-dia até seis da tarde

Das seis da tarde até meia-noite

Pode haver lugares em que os centros não têm horas de abertura quando estão fechados.

Qual a porcentagem de atividade durante o tempo em que está aberto?

É preciso elevar o nível da porcentagem? Se for assim, ajudaria uma personalidade Mustard, uma auxiliar ou uma assistente?

Se a janela estiver aberta 24 horas por dia, diga à parte aberta que pode descansar.

Pergunte: "Quer descansar?"

"Há algum remédio que o ajude a descansar?"

Oitavo Passo

Veja se, ao encontrar a personalidade, você corrigiu tudo no momento presente. **Se não fez isso, pergunte se precisa de outro remédio.**

(Não imagine que, por ter corrigido algo no momento presente, isso significa que corrigiu o mesmo no passado. Muita gente tem um padrão estabelecido de "omissões".)

Personalidades que encobrem (máscaras).

Às vezes, os conflitos são tão grandes que, para proteger a personalidade-chave, uma personalidade acobertadora cobre a personalidade-chave. Depois de descobrir a personalidade e seus auxiliares e assistentes, pergunte: "É a personalidade.... (corpo) realmente..... (nomeie a personalidade)." "Você é uma máscara?" Se se tratar de uma máscara (acobertadora) pergunte se ela permitirá falar com as personalidades principais. Se a personalidade acobertadora disser que NÃO, provavelmente será preciso fazer uma regressão no tempo. Se acontecer isso, faça a diluição e depois pergunte: "Permitirá agora que eu fale com a personalidade-chave?"

Nono Passo

Regressão

Numa regressão, seu paciente volta a um lugar no tempo em que se recorda de certa experiência que ainda continua provocando tensão na atualidade.

Regressão rápida

Podemos voltar à idade em que se fixou o conflito não descoberto deixando de lado os traumas posteriores? Isso será suficiente?

Se for, diga então: "Volte ao melhor momento para remover este programa de sabotagem. Mostre-me que está no lugar com uma mudança no músculo indicador." Não é necessário declarar conscientemente a idade. Salte os passos 1-3 da regressão completa e comece pelo 4.

Regressão completa

Pergunte ao paciente sua idade atual e, em seguida, comece a regressão.

Exemplo:

1. Licença para a regressão:
   Sim...... Não......
2. Idade atual 33. Note que 33 é a idade do amadurecimento, segundo a Cabala.
3. Há tensão nesta questão entre a idade de 33-29?
   Se for assim, com que idade
   33, 32, 31, 30, 29
   Registre a idade. Em seguida, pergunte se se trata da idade causal. Idade causal é a idade em que o estresse começou pela primeira vez e a idade em que começou a se manifestar o padrão.

Continue a regressão para as idades de 29-25, 20-15, 15-10, 5-nascimento, parto-trimestres-concepção-pré-concepção. Registre as idades de tensão até chegar à idade causal.

Pergunte/avalie: "**Esta é a idade da causa?**"

"**Há uma idade anterior?**"

A idade da causa pode não ser a concepção. Descubra a porcentagem de tensão na idade causal.

4. Dissipe o problema para essa idade.

Que remédios podem ajudar neste conflito?

Personalidades
Mustard
Auxiliares
Assistentes
Remédio de Limpeza (*Chicory, Cherry Plum, Crab Apple)
Rescue Remedy
Remédio de Resposta Clara (* Agrimony, * Scleranthus, * Clematis, * Mustard)

Controle e veja qual emissão digital criou:

Dedo médio = Elétrica
Dedo anular = Emocional
Polegar = Química
Indicador = Estrutura

Vaporize o remédio e faça a prova muscular.

Pergunte: "**Qual é a causa do conflito?**"

1. Trauma

2. Ferida
3. Acidente
4. Cirurgia
5. Outra

Fobias.

Alergia, candidíase/crescimento desmedido.

Ressonância (alguma doença que se deixou de ter, por exemplo, sarampo, escrófula, varíola).

Miasma.

(Genético, algo remanescente do passado, dos pais, dos avós, na estrutura do DNA, algo hereditário.)

Tuberculose, doenças venéreas, alcoolismo, psoríase, câncer.

Espírito que faz um contrato antes de nascer (voluntário ou involuntário).

Uma experiência que foi negada. Se isto aparecer, pergunte: É preciso tratar esta experiência? Será feita uma regressão?

Use todas as suas habilidades quando fizer uma regressão. Continue borrifando o paciente com o remédio.

Quando se pensar num Floral de Bach específico, pode ser útil fazer as perguntas pertinentes a esse floral.

CATEGORIA MEDO

Aspen
* Mimulus — Possibilitador
Cherry Plum
Red Chestnut
Rock Rose — Dominador

CATEGORIA SOLIDÃO

Heather — Auxiliar
* Impatiens — Dominador
* Water Violet — Mediador

CATEGORIA EXCESSIVA PREOCUPAÇÃO COM O BEM-ESTAR DOS OUTROS

Beech — Auxiliar
* Chicory — Dominador
* Vervain — Dominador
Vine — Auxiliar

CATEGORIA INTERESSE INSUFICIENTE PELO MOMENTO PRESENTE

Chestnut Bud
* Clematis — Permitidor
Honeysuckle
* Mustard — Personalidade nº 13
Olive — Auxiliar
White Chestnut
Wild Rose

CATEGORIA INCERTEZA

* Cerato — Permitidor
* Gentian — Permitidor
Gorse — Auxiliar
Hornbeam
* Scleranthus — Mediador
Wild Oat

CATEGORIA HIPERSENSÍVEL A IDÉIAS E INFLUÊNCIAS

* Agrimony — Mediador

* Centaury — Permitidor
Holly
Rock Water — Auxiliar
Walnut

CATEGORIA DESALENTO OU DESESPERO

Crab Apple
Elm
Larch
Oak — Auxiliar
Pine
Sweet Chestnut
Star of Bethlehem
Willow

Pergunte:

"Como se sente................................. aos ...... anos?"
nome

Vê algo?
Descreva.
Ouve algo?
Descreva.
Sente cheiro de algo?
Descreva?
Sente gosto de alguma coisa?
Descreva.
Sente alguma coisa?
Descreva.
Tem alguma intuição que ajude a regressão?
Quem poderia levar para ajudá-lo na regressão?
(talvez recorra a uma pessoa adulta para ajudar).

Que outros fatores externos poderiam ser de ajuda?

É importante que você não interfira na regressão dos seus pacientes. Permita que eles digam o que vêem, o que ouvem, etc.

Pergunte se o processo está completo para a idade causal.
Pergunte a porcentagem de tensão na idade causal.
Pergunte: "Foi coberta a trajetória de tempo até a concepção?"

5. Traga o paciente de volta ao presente.
   "Veja-se crescendo em idade, traga com você a afirmação e o símbolo de conforto que criou. Vamos nos deter nas idades em que anteriormente você esteve sob tensão."
   Analise a idade em que havia tensão em jogo.
   Verifique a porcentagem de tensão nessa idade. Se houver alguma tensão, elimine-a até chegar a 0% e, depois, continue trazendo o paciente até o momento presente.

DÉCIMO PASSO

Terminada a regressão, pergunte:
"Você pode ter qualquer idade?"
Sempre pergunte se essa é a personalidade-chave ou uma máscara/personalidade acobertadora.

Lembre-se de que com seis anos muitos de nós ainda não sabemos reconhecer as próprias emoções ligando-as às experiências, a não ser por meio de rótulos, que os outros nos legaram como negativas.

DÉCIMO PRIMEIRO PASSO

Pergunte: "Há algum remédio expansivo para tomar?"
"Com que freqüência? Durante quantos dias?"

DÉCIMO SEGUNDO PASSO

Programe uma nova sessão. Lembre ao paciente que ele está elaborando o material e que deve estar cansado depois de ter sentimentos que não havia experimentado antes.

Por exemplo: Cherry Plum libera emoções contidas.
Water Violet libera as lágrimas.
Agrimony capacita a pessoa a se comunicar.
Holly libera a raiva.
Willow pode causar limpeza física; o paciente pode queixar-se de sintomas de gripe.
Mustard provoca sintomas de depressão. **Vaporize** o floral a cada quinze minutos até que ela desapareça.
Crab Apple libera toxinas acumuladas, o que pode provocar um processo de desintoxicação.

Se acontecer um desses casos, está havendo uma limpeza. Quando ela começa, recomenda-se tomar o remédio cada cinco-quinze minutos. Se essa limpeza emocional durar mais que um dia, interrompa o uso do remédio atual e tome Gentian e Rescue Remedy durante um dia, voltando logo depois ao remédio original, como de costume. Uma vez feita a limpeza, experimenta-se uma sensação de leveza, de alegria e de energia e muito raramente há uma reincidência do mal.

Versão direta do livro *Bach Flower Power Therapy Workshop Workbook*, Balancing Essentials, Las Vegas, EUA.

Bibliografia

Bach Flowers in Therapy Workshop Workbook.

Collected Writings of Edward Bach, publicado por Julian Barnard.

Hay, Louise. *Sana tu cuerpo.*

Bear, Jessica. *Bach Flower Formulas.*

____________. *Practical Uses and Applications of the Bach Flower Remedies.*

____________. *Who "Reigns" on Your Parade?*

Diamond, John. *Life Energy.*

Thie, John. *Touch of Health.*

Leadbeater, C. W. *The Chakras.* [*Os Chakras*, publicado pela Editora Pensamento, São Paulo, 1960.]

Perry, Eudora e Washington Carey, George. *The Zodiac and the Salts of Salvation.*

Boericke, William e Dewey, Willis A. *The Twelve Tissue Remedies of Schussler.*

"A Jesus, porque faz quase cinqüenta anos que percorremos o caminho."
A Aída, por me haver posto neste mundo.
A Cecília, por ser o amor, a compreensão e a força.
A Gisela e Camila, por serem o impulso.

CARLOS M. RESUMIL

AS DOENÇAS REUMÁTICAS: SEU ENFOQUE COM OS FLORAIS DE BACH

A dor: outro enfoque terapêutico

Os Florais de Bach e as doenças reumáticas

A dor: outro enfoque terapêutico

> "Não conheço o segredo do êxito; no entanto, posso mostrar-lhes o do fracasso: tentem agradar a todos."
>
> Voltaire

Desde que surgiu, a espécie humana tem experimentado a dor. O feiticeiro e, posteriormente, o médico, se encarregaram de buscar os meios para acalmar ou eliminar este sintoma que surge de forma alarmante como conseqüência de feridas ou doenças, e que no início se acreditou ser, por si mesma, uma doença.

Muitos autores tentaram defini-la com precisão. Isto é impossível, dada a complexidade do fenômeno e por se tratar primordialmente de um processo subjetivo. Segundo Sherrington, a dor seria o conjunto psíquico de um poderoso reflexo protetor.

O problema da dor compreende dois aspectos: um, que se refere à dor propriamente dita, e outro, que está vinculado à percepção da dor e à reação emocional do indivíduo diante dessa sensação.

Parece-me muito conveniente incluir o tópico do tratamento da dor no tema das doenças reumáticas, pois indubitavelmente trata-se do sintoma que mais incomoda o paciente e para o qual ele busca algo que lhe dê alívio o mais rápido possível. Aqui nos referimos à dor física; porém, é evidente que ela não se apresenta somente nesse nível; ela sempre coexiste com os sintomas mentais e emocionais que a acompanham e que, a partir do enfoque do sistema floral, são os que serão analisados no momento da prescrição dos remédios.

Em geral, não existem dois pacientes que relatem sobre sua dor da mesma maneira, mesmo quando, clinicamente, ela tenha o mesmo significado, a mesma intensidade e igual localização física. Como as essências florais não atuam sobre os sintomas físicos e não existe nenhuma específica para a dor, nosso trabalho como terapeuta deverá basear-se na observação e na compreensão dos sintomas emocionais e mentais que antecederam e desencadearam a dor física e nos sintomas que a acompanham.

A essência que será prescrita dependerá do paciente que está sendo tratado; não há fórmulas preestabelecidas dentro do sistema Bach para essa ou aquela dor; tenho observado dores muito semelhantes melhorar com essências muito diferentes em vários pacientes ou no mesmo, embora em diferentes ocasiões.

Em cada caso deve-se individualizar a prescrição e considerar a dor como um sintoma que se deve hierarquizar observando as emoções que despertou no paciente; na medida em que houver a melhora emocional e mental do paciente, também haverá melhora da dor e dos sintomas físicos da doença.

Na medicina clássica, todos os dias corremos riscos quando prescrevemos analgésicos ao paciente, pois muitos deles são altamente potentes, e com um apenas se consegue eliminar o sintoma da dor; no entanto, eles não curam a doença, que continua com sua ação nociva e às vezes nefasta sobre o paciente, podendo provocar um quadro mais grave. Felizmente, com os Florais de Bach, esses riscos foram superados porque não estamos medicando a dor; não há essências analgésicas; se a dor vai passando é porque o paciente está melhorando integralmente.

Quando a dor ou as dores a que o paciente se refere resultam dos estados emocionais ou são por eles desencadeadas, sua intensidade é menor e elas cedem com a terapêutica floral. Outras dores são a mistura de uma patologia orgânica com determinadas emoções; nesses casos, a melhora da dor com os florais não é muito rápida; dependerá da melhora da doença orgânica. Isso é algo que costumo informar ao paciente para não criar falsas expectativas; às vezes eles esperam ou buscam um resultado quase mágico. O que ocorre, e muito depressa, é uma mudança mental por parte do paciente que o faz suportar melhor a dor e o mal-estar, ajudando-o muitíssimo a se recuperar.

Outros casos mais graves de dor, como os provocados por lesões orgânicas profundas, como nos casos de câncer, de traumatismos e de fraturas e incisões cirúrgicas requerem, naturalmente, o uso de analgésicos químicos, alguns muito fortes; porém, no caso desses pacientes, como nos demais, a dor sempre é acompanhada de manifestações mentais e emocionais que podem ser tratadas com os florais. Quando essas manifestações melhoram, diminui a intensidade da dor, o que leva à redução das doses de analgésicos, favorecendo o restabelecimento e a melhora dos sintomas, por provocar uma mudança positiva da atitude no paciente, que é definitivamente quem estamos tratando e a quem se destina a nossa terapêutica.

Às vezes, tratando-se de dores intensas, em casos terminais, como nos casos de câncer, por exemplo, o uso combinado de essências e analgésicos não basta para obter alívio, mas permite que o paciente obtenha uma sedação mental de seus medos, de suas angústias ou de sua ira; desta maneira, ele tolera e suporta melhor a intensa dor física.

A dor, como qualquer outro sintoma de doença no nosso corpo físico, deverá ser valorizada e avaliada por nós, médicos, e mesmo pelo paciente, como um sinal de alarme de que alguma coisa, talvez grave, está ocorrendo no seu corpo; talvez nos sirva para iniciar uma mudança de atitude na vida, quando, no caso da cefaléia occipital, nos alerta para o aumento da pressão arterial logo após uma discussão ou briga, ou por falta de repouso; nos leva a diminuir o esforço ou nos livra de cargas e pesos excessivos se formos lembrados disso por dores na zona lombar ou nos joelhos. Por sua vez, as cólicas hepatovesiculares nos informam que devemos eliminar frituras e chocolates da nossa dieta, etc. Enfim, como sintoma, a dor às vezes pode nos ajudar a amar um pouco mais a nós mesmos e a respeitar o nosso corpo físico; assim, o sintoma se converte num reflexo protetor.

Com o sintoma da dor, como em qualquer outro sintoma, o importante é não eliminá-lo subitamente, mas permitir que o organismo realize todas as ações necessárias para reequilibrar sua "energia vital" que foi alterada por dificuldades próprias ou adquiridas externamente.

O corpo físico muitas vezes apresenta sintomas que servem como mecanismos de defesa ou de adaptação; bloqueá-los poderá indubitavelmente prejudicar o paciente. A dor de cabeça na região occipital de um hipertenso pode vir a ser bloqueada por analgésico e isto pode ser fatal ao paciente, visto que, ao superar a enxaqueca, ele não controla a pressão arterial, que pode estar muito alta, colocando sua vida em risco. Em síntese, devemos ouvir o que a dor tem a dizer: devemos pensar sobre o que ela nos quer revelar e não suprimi-la abruptamente.

É sempre conveniente incluir na fórmula do remédio floral aquela essência que engloba o sintoma dor quando esta existe, mas na proporção e modalidade indicada para o paciente em questão. Lembremo-nos de que, diante de um sintoma comum como a dor física, uma personalidade **Agrimony** a negará fazendo brincadeiras e contando piadas; uma personalidade **Mimulus** se retrairá, por medo, e ficará imóvel na cama; e uma personalidade **Chicory** chamará a atenção para sua dor, se fará de vítima ou exagerará a dor para conseguir a compaixão dos outros.

Descreveremos apenas algumas das essências que cobrem os aspectos emocionais mais freqüentes que acompanham o sintoma "dor física"; no entanto, devemos considerar que qualquer um dos 38 Florais de Bach pode ser usado de forma correta para controlar o paciente, como indivíduo, ainda que não se leve em conta o seu sintoma físico.

IMPATIENS

É uma essência que em geral atua sobre dores intensas que surgem de repente. Trata-se de dores fortes de curta duração, como cólicas, cãibras e algumas nevralgias; espasmos, contrações musculares, dores na região cervical e lombar, e outras em que as contrações são pouco freqüentes. Segundo E. Bach, "Impatiens tem êxito onde a morfina fracassa".

Estas pessoas também demonstram, junto com a dor, os sintomas emocionais próprios do floral, visto que têm pressa de que sua doença seja logo aliviada.

O fator desencadeante de sua dor costuma ser a pressa, a perfeição e tudo o que se relaciona com o que as faz perder tempo. Às vezes é difícil fazer um exame físico nessas pessoas porque não ficam quietas quando sentem dor. Além disso, sua própria inquietação faz com que executem todo tipo de movimentos e contorções mesmo que isso não diminua nem um pouco o seu mal-estar.

Muitas vezes, a pressa fica evidente no seu modo de comer, que desencadeia sintomas de dor de estômago e no duodeno e crises de hiperacidez. Além disso, essas pessoas sofrem de diarréias violentas com cólicas intensas. Nesses casos, devemos associar Cherry Plum.

HOLLY

Com freqüência o fator que desencadeia a dor pode ser um sentimento de cólera, de raiva ou de aborrecimento. Às vezes Holly também é útil para dores que surgem em pacientes que reprimem a raiva continuamente, mesmo que na manifestação da dor não se evidenciem os sintomas de Holly.

Outras vezes o paciente muda de caráter por causa da dor: torna-se agressivo e fica de mau humor; nesse caso, também se recomenda o uso desta essência floral.

HORNBEAM

A manifestação característica da dor desses pacientes é que ela se manifesta quando eles estão em repouso e se intensifica quando começam a se movimentar. Por isso eles acreditam que não podem ficar em pé ou andar por causa da dor. No entanto, quando conseguem fazê-lo, a dor diminui ou desaparece totalmente.

Isso é muito comum com pacientes reumáticos, nos quais é característica a rigidez matinal da artrite reumatóide, sintoma para o qual esta essência é uma ajuda fundamental.

CHERRY PLUM

Os pacientes que precisam desta essência em geral perdem facilmente o controle de seus atos; mordem, insultam, agridem, batem, se debatem e, às vezes, por serem tão fortes e intensas as dores, chegam a desmaiar.

Aplica-se Cherry Plum nas nevralgias faciais e do trigêmeo. Nas crises agudas de dor, o paciente chega a pensar em suicídio como forma de acabar com o sofrimento.

Este floral também é muito eficaz no trabalho de parto e na hora do nascimento, momento em que algumas mulheres se descontrolam e não colaboram com o médico obstetra para o nascimento do bebê.

MIMULUS

É muito útil nas dores provocadas por movimentos; quando o paciente não quer se mexer com medo que surja a dor, ou não quer que o médico examine, por exemplo, o membro enfermo pela mesma razão. É usado para dores artríticas e na recuperação de fraturas ou no pós-operatório, quando o paciente não ajuda em sua recuperação por medo da dor, retraindo-se.

CRAB APPLE

Para os pacientes que não demonstram dor e agüentam até o último minuto por vergonha, ou porque temem fazer um papelão, mortificando e condenando-se a si próprios. Às vezes também sentem nojo ou repugnância da doença que estão sofrendo e que provoca a dor.

ELM

É bastante indicado para os pacientes em que a dor é tão intolerável e intensa que os perturba, não os deixando pensar nem agir. Eles não perdem o controle, como no caso de Cherry Plum, mas ficam com a dor acreditando que esta os abateu e que não podem lutar contra ela. É muito útil em casos de dor aguda de dentes, nos ataques de ciática e nas contrações do pescoço que se mantêm durante dias e que vão esgotando a resistência psíquica do paciente.

Associado a Cherry Plum e a Impatiens, é muito usado na dor de pacientes com câncer, no pós-operatório e nas cólicas renais, pois restabelece as forças para a luta.

BEECH

O estado negativo coberto por este floral está ligado ao ofuscamento, à dureza e à intolerância; portanto, todas as situações que o paciente não pode tolerar nem aceitar nos outros podem servir de fator desencadeante da dor, que também será intolerável. Mesmo que não seja muito forte, exigirá imperativamente que a aliviem. Em geral, essas dores se agravam com os ruídos, com a luz e, por certo, com o consolo.

Também é útil no bruxismo (espasmos dos músculos da mastigação e no ranger os dentes, em geral durante o sono). Nesses casos, associa-se a Rock Water.

WILLOW

Diante da dor, o paciente se queixa excessivamente, não se conforma e fica irritadiço, lamuriento e contestador, mortificando os outros atribuindo-lhes a culpa pelo que acontece. O paciente sofre de dores reumáticas ou de outras dores intensas; às vezes passou por muitas cirurgias ou sofreu acidentes e, em conseqüência, mudou de caráter e vive sempre culpando esta ou aquela circunstância ou pessoa pela sua desgraça.

PINE

É um ótimo remédio para a dor. Poucos pacientes têm uma atitude do tipo "crime e castigo" como estes. Em geral, eles têm dificuldade para explicar o que sentem e é preciso buscar os sintomas correlatos, como o fato de pedirem perdão por se sentirem doentes. Eles sempre acham que vão incomodar o médico com a descrição de seus sintomas, que não têm o direito de ocupar o tempo de ninguém. No fundo, devido a seus sentimentos de culpa, têm a sensação, nem sempre consciente, de que merecem a dor e o mal-estar que sofrem, e por isso sofrem calados.

CHICORY

Visto que as qualidades negativas pelas quais este floral se destaca estão voltadas para o egoísmo e a possessividade, tudo o que faça as pessoas sentirem que foram deixadas de lado ou que foram de algum modo excluídas lhes provocará uma doença ou dor. Isso fará que os sintomas pareçam mais fortes e mais intoleráveis do que são para chamar a atenção das pessoas que amam (às quais querem dominar). Se suas exigências de afeto e atenção não forem correspondidas, essa dor se agravará. Em geral, trata-se de uma dor que melhora quando os doentes são consolados. A dor também melhora com qualquer tipo de distração. Os sintomas tendem a se agravar quando se pensa neles.

Devido à sua conexão com o princípio afetivo e possessivo, as doenças desses pacientes estão relacionadas com o aparelho cardiovascular e o fígado.

VERVAIN

Em geral, as dores surgem de repente, de forma explosiva. São intensas e cedem pouco tempo depois, fazendo com que o paciente fique tenso e se contraia sobretudo na parte superior do corpo, como os ombros, os braços e o pescoço. Esses pacientes costumam sofrer de artrose cervical.

Trata-se de pessoas que vivem tensas e, como usam mal sua energia vital e a dilapidam, isso faz com que, quando baixam suas defesas, fiquem gravemente doentes.

ROCK ROSE

Em circunstâncias críticas como acidentes, catástrofes ou doenças repentinas, estes pacientes, que não estão preparados para enfrentar essas situações, entram em pânico e ficam aterrorizados, com grande agitação interior. Mesmo quando as situações externas não parecem tão ameaçadoras, impera uma situação de emergência, um estado agudo, que faz prever o pior a curto prazo, e isso desperta o pânico, fazendo com que o paciente chame o médico em caráter de urgência. A dor que em geral sente é na boca do estômago, e é descrita como um golpe ou soco no mesmo. Alguns mencionam uma pedra no estômago ou uma ferida funda no plexo solar.

Lembremos aqui que as pessoas do tipo Rock Rose apresentam um desenvolvimento insuficiente das glândulas supra-renais e que os hormônios produzidos pelas mesmas têm uma importância fundamental nos estados de choque físico. Portanto, o aparecimento repentino do terror ou do pânico nesses pacientes, provocados pela dor, pode desencadear um estado de choque.

ROCK WATER

Como a característica da personalidade negativa está ligada à rigidez e ao perfeccionismo, estes pacientes nem sempre ouvem o corpo físico, não dando importância às suas dores. Eles acreditam que os abusos a que se submetem são corretos e, com a idéia perfeccionista de alcançar altos ideais, não acreditam que o esforço excessivo ou a dieta rígida possa afetá-los. Eles se zangam consigo mesmos quando ficam doentes e se impõem provas ainda mais severas; em geral, têm grande potencial para suportar a dor. Sua rigidez no plano físico se reflete no nível muscular e articular com grandes contrações. Quando essa rigidez se instala no aparelho circulatório surge a hipertensão. Essas pessoas também sofrem de artrose e de distúrbios da coluna vertebral, como a escoliose e a espondiloartrose que terminam por criar grandes deformações.

Rock Water também é usado nas dismenorréias (dores e espasmos intensos das trompas de Falópio e do útero antes e durante a menstruação).

SCLERANTHUS

Sua personalidade se destaca por grandes oscilações e desequilíbrios entre dois extremos: no físico, suas dores estão relacionadas com o mesmo; elas aparecem por todo o corpo, hoje aqui, amanhã em outra parte totalmente oposta, levando às vezes o médico a pensar se o sintoma é ou não real. Tais sintomas por vezes costumam ser acompanhados de temperaturas elevadas, que também oscilam bruscamente. Em dores alternadas e migratórias, como no caso da febre reumática e das febres periódicas, que se apresentam todos os dias na mesma hora ou com a mesma duração, como, por exemplo, as enxaquecas, que costumam aparecer com a periodicidade de sete dias.

Também é indicado para toda patologia que tenha que ver com o equilíbrio, como enjôos, enjôos devidos a viagem de avião, barco ou automóvel, acompanhados ou não de vômitos, e nas patologias do ouvido interno.

STAR OF BETHLEHEM

Este floral não está relacionado com a dor propriamente dita, mas com as seqüelas que ela pode deixar no corpo físico. É um floral que encerra e neutraliza os acontecimentos negativos que provocam um choque e que, desse modo, podem desencadear a ação dos mecanismos de autocura.

E. Bach chamou Star of Bethlehem de "consolo da alma e alívio das dores".

Seu efeito é revitalizar a personalidade, devolvendo ao paciente grande vitalidade e força interior para superar a crise que provocou a doença e a dor, reintegrando-o na luta pela vida.

Star of Bethlehem resolve favoravelmente os casos de tensão no pescoço e no nível dos músculos da deglutição, como a famosa síndrome do bolo histérico, a sensação de que uma mão aperta a garganta com força, semelhante à pressão na boca do estômago por tensão no plexo solar. Lembro-me do caso de uma paciente, uma exímia cantora lírica, que depois de se recuperar de uma tentativa de enforcamento, quando sofreu várias fissuras superficiais nas articulações das vértebras cervicais, depois de vários meses imobilizada por um colete de Minerva, não conseguiu afinar as cordas vocais nem tensionar os músculos do pescoço para cantar. O otorrinolaringologista não encontrou nenhuma lesão orgânica que justificasse esses sintomas. Este floral, tomado durante certo tempo, permitiu que ela recuperasse a voz e voltasse a cantar com o mesmo brilho e segurança de antes. Sem dúvida, ela superou o trauma provocado pela agressão.

RESCUE REMEDY

Como remédio de emergência por excelência, é a ele que se deve recorrer na maioria das vezes em primeira instância, antes de conhecer bem e de avaliar os sintomas das dores em caso de acidentes ou doenças repentinas. Deve-se usá-lo logo, antes mesmo que o médico chegue para tratar do caso. Seu principal efeito é cuidar da nossa energia vital e evitar que esta se desintegre diante de uma emergência. Assim, a pessoa pode se recuperar rapidamente, retornando ao seu equilíbrio e evitando que se produza um choque.

Quando usamos alguma das cinco essências que compõem sua fórmula, podemos acrescentá-lo à mesma para potencializar o efeito curativo.

Os Florais de Bach e as doenças reumáticas

"A verdadeira revolução não está nos extremos, mas exatamente no meio."

Santo Agostinho

Enfrentar o tratamento de doenças reumáticas com remédios florais pode resultar em uma apreciação *a priori* que carece totalmente de sentido; no entanto, se nos livrarmos do enfoque puramente organicista da medicina atual e deixarmos de pensar unicamente nesta ou naquela articulação enferma para cuidarmos do "doente" — o ser humano — como um todo, e que tem uma doença reumática, e se levarmos em conta o conceito de Bach de que o homem adoece por causa do sofrimento psicológico e por distúrbio emocional (desequilíbrio entre a mente e o corpo), então, como ele disse muito bem: "Nenhum esforço dirigido apenas para o corpo pode fazer mais do que eliminar superficialmente o dano, e nisso não há cura, visto que a causa continua atuando e, em qualquer momento, pode retornar de outra forma." Isso nos leva a crer que concentrar o tratamento numa ou em várias articulações doentes é considerar apenas um lado do problema; é como nos conformarmos somente com a parte visível de um grande *iceberg*, para que não tenhamos de analisar o íntimo desse doente em busca de seus conflitos, medos, angústias no começo da doença, e concluirmos que o nosso enfoque terapêutico foi um fracasso porque tratou os resultados e não as verdadeiras causas da doença. Em outras palavras, o que se deve curar num doente não é a doença real, mas a sua situação interior, profunda, pessoal que o condicionou a ter essa manifestação patológica.

É óbvio que se a origem da doença não é material, é energética. E é por isso que um sistema como o dos florais criado pelo dr. E. Bach — que não é natural só porque provém das flores, elementos que o Divino Criador nos deixou na natureza para o nosso bem, mas propõem o reequilíbrio da nossa "energia vital alterada" —, nos devolve o estado de harmonia, de ritmo na nossa vida; ou seja, nos proporciona a verdadeira cura, eliminando a discordância e a dissonância que o corpo humano traduz nos sintomas orgânicos aos quais chamamos doenças.

As articulações estão relacionadas psicologicamente com os vínculos, com os relacionamentos; é por isso que ante um desequilíbrio dessa natureza o corpo se manifesta por meio de uma alteração reumática.

A questão então é saber se, do ponto de vista médico, devemos ou não dar importância à doença e por quê.

É claro que devemos considerá-la, e por vários motivos: em primeiro lugar, porque ela importa ao doente; a doença o faz sentir-se mal e sofrer; há sintomas como a dor; além disso, a inflamação ou a rigidez das articulações é o que o traz à consulta. E ele espera que lhe proporcionemos alívio. Em segundo lugar, porque ao fazer um diagnóstico correto da doença temos de usar todos os métodos atualmente ao nosso alcance. Assim, podemos fazer um prognóstico para avaliar a evolução da cura no plano do corpo físico do paciente. Ou seja, no caso específico das doenças reumáticas, nossa ação terapêutica se refere a um enfoque não só do paciente, mas também da doença, visto que esta se desenvolveu em virtude do seu desequilíbrio energético-emocional; no entanto, não compensa aliviar unicamente a doença.

No caso das doenças reumáticas, é preciso ser o menos agressivo possível, usando remédios que não provoquem uma afecção ainda pior criando uma iatrogenia (doença provocada pelo médico).

Classificação das doenças reumáticas

Usa-se vulgarmente a palavra reumatismo para definir as doenças das articulações em geral, o que na verdade inclui um bom número de entidades nosológicas, algumas muito conhecidas, outras do âmbito dos médicos especialistas. Vamos tentar fazer uma classificação simples das doenças reumáticas, fazendo logo depois uma breve descrição das mesmas.

I. Poliartrite de etiologia desconhecida

- Artrite reumatóide
- Artrite reumatóide juvenil
- Espondilite anquilosante
- Artrite psoriática
- Síndrome de Reiter

II. Distúrbios do "Tecido Conectivo"

- Lúpus eritematoso sistêmico
- Esclerodermia
- Polimiosite e dermatomiosite
- Amiloidose

III. Febre Reumática

IV. Astropatias degenerativas

- Osteoartrite e osteoartrose

V. Reumatismo não-articular

- Fibrosite — Tendinite — Bursite — Tenossinovite
- Síndrome do disco intervertebral e lumbago
- Miosite e mialgias
- Síndrome do túnel carpiano

VI. Doenças associadas a agentes infecciosos

- Artrites bacterianas — viróticas — micóticas ou parasitárias

VII. Distúrbios traumáticos ou neurógenos

- Artrite traumática (isto é, resultado de traumatismo direto)
- Artropatia neuropática

VIII. Doenças associadas a anormalidades bioquímicas ou endócrinas

- Gota ou pseudogota
- Hiperparatireoidismo
- Hipotireoidismo
- Neuropatia diabética

Artrite reumatóide

A artrite reumatóide (AR) é uma doença generalizada do tecido conjuntivo com lesões focais múltiplas não específicas, que ataca diretamente as articulações, evoluindo cronicamente, com surtos de atividade e de inatividade. Configura-se como uma das artropatias crônicas mais freqüentes, prevalecendo entre os 25 e os cinqüenta anos de idade, sendo três vezes mais freqüente na mulher. É uma das doenças do grupo do colágeno, e, por suas características etiopatológicas, integra também o grupo mais amplo das doenças de adaptação. A infecção em qualquer de suas modalidades, a sensibilização alérgica, os fatores psicogênicos, a sensação de frio, a fadiga, etc., são desencadeados pela tensão excessiva que determinam. A doença do tecido conjuntivo resulta de uma anomalia dos mecanismos de adaptação, na forma de um excesso, de um déficit ou de um desvio das reações de adaptação do organismo.

Em laboratório demonstrou-se que o estresse, ou a produção de desequilíbrio de adaptação mediante a administração excessiva de corticóides minerais, produz na rata e em outros animais uma síndrome articular equivalente à AR humana.

Osteoartrose

Entende-se por osteoartrose ou simplesmente artrose uma afecção não-inflamatória exclusivamente das articulações, caracterizada por degeneração da cartilagem articular a que se soma uma hipertrofia óssea localizada.

Ela é extraordinariamente freqüente. Tanto isso é verdade, que algumas das lesões que provoca se encontram em indivíduos com mais de cinqüenta anos, embora, na realidade, não mais de 5% cheguem a sentir os sintomas.

As mudanças anatômicas podem permanecer durante muito tempo sem provocar manifestações clínicas. Não dispomos de dados exatos sobre a causa do aparecimento destas últimas em dado momento, ou sobre o porquê de várias articulações serem afetadas de forma semelhante e só algumas apresentarem os sintomas.

Esta doença não tem manifestações gerais e seus sintomas e sinais limitam-se às articulações afetadas e, portanto, diferem fundamentalmente de acordo com as que estão comprometidas. A evolução, o prognóstico e o quadro clínico variam de maneira substancial segundo a articulação ou articulações afetadas, comprometendo principalmente as seguintes articulações: das falanges, as distais, da região lombar, dos joelhos, as sacroilíacas, as cervicais inferiores, os quadris e os cotovelos.

Vamos apresentar agora uma série de casos clínicos nos quais se poderá observar a evolução dessas doenças reumáticas e o enfoque terapêutico que demos às mesmas com o sistema floral do dr. Bach.

Caso clínico nº 1

J.F., 59 anos, sexo masculino, executivo, consultou-me por causa de uma ciática lombar traumática do lado direito com duas semanas de evolução que surgiu como conseqüência de um tombo nas escadarias de sua casa depois de tropeçar em objetos que os empregados haviam esquecido ali. J.F. qualificou a atitude dos criados de imprudente e irresponsável e isso custou à empregada doméstica o seu emprego, pois foi despedida. Isso já demonstra a personalidade forte e intolerante do paciente.

Os exames radiológicos demonstraram nada mais do que uma osteoartrose moderada da coluna lombar. São fatos que estão de acordo com a idade; não há evidência alguma de patologia de disco; o doente se mostra muito irritadiço e exigente. Talvez seja por causa da dor. Relatar o episódio deixa-o aborrecido e entediado. Também acha difícil responder às perguntas sobre as características da dor. Semiologicamente apresenta rigidez na zona lombar. Todos os movimentos para confirmar a patologia do nervo ciático direito são positivos.

Logo após a revisão clínica adequada, eu tinha de fundamentar o meu diagnóstico na personalidade do doente. Para tanto, fiz-lhe algumas perguntas sobre como, na sua opinião, tinha acontecido o acidente. Diante da pergunta mostrou falta de humildade para com a pessoa que, por certo, involuntariamente havia esquecido algo na escada; ficou zangado quando eu afirmei que ele também não tinha visto o objeto e tropeçou. Então ele voltou a repetir que o objeto não deveria estar ali e, taxativamente, encerrou o assunto.

Por sua personalidade rígida e inflexível e pela falta de humildade para reconhecer que se tratava de uma ação involuntária de outro ser humano que, por sua vez, precisava desse emprego, endosso o que Chancellor disse muito bem: "este doente não tem a habilidade de se colocar no lugar do outro a quem critica". Em seguida, receitei **Beech** ao paciente por causa dos traços de sua personalidade e acrescentei **Star of Bethlehem** por causa do traumatismo sofrido na queda, assim como pelo susto que o acidente provocou. Com certeza o paciente não se referiu a ele durante a consulta. Além disso, recomendei repouso e compressas no local.

Uma semana depois, a avaliação clínica é muito favorável; a dor diminuiu uns 70% a julgar pelo próprio doente, que já acredita ser um especialista em sua doença. Apesar de sua personalidade rígida, ele está mais tranqüilo e relaxado. Quatro semanas depois, a afecção física está completamente restabelecida e o paciente voltou a jogar seu esporte favorito, o golfe, que exige boas pernas e bom jogo de cintura.

Caso clínico nº 2

A. M. é paciente de 46 anos, do sexo feminino, solteira. Consultou-me em 1990 por causa de uma artrite reumatóide (AR) com três anos de evolução. Os exames laboratoriais mostraram um teste de Latex positivo; uma eritrossedimentação elevada e aumento de imunoglobinas IgG e IgM; o quadro clínico apresentava grande inchaço das articulações metacarpofalângicas e interfalângicas proximais em ambas as mãos, com tendossinovite nos tendões das costas das mãos. Há inchaço e derrame sinovial nos joelhos e dor com impotência funcional no tornozelo esquerdo. Uma radiografia das mãos mostrou uma lesão no osso subcondral da cabeça dos metacarpianos. Ela sentiu dor quando apalpei as mãos e os joelhos e mostrou incapacidade funcional de movimentos. Falou também de uma grande rigidez em todo o corpo, especialmente de manhã ao se levantar, coisa que a obriga a ficar sentada na beira da cama aproximadamente de dez a quinze minutos, processo muito característico dessa doença. No momento, estava se tratando com corticóides, conforme me disse. No início eles lhe deram muito alívio, mas no momento de nada adiantavam. Por seu estado clínico e para limpar o organismo de tantos remédios tomados antes e para produzir uma diminuição e suspensão dos corticosteróides, eu lhe receitei **Rescue Remedy**, mais **Crab Apple**, quatro gotas a cada duas horas durante a primeira semana, e seis vezes por dia, na segunda semana. Para passar no local, prescrevi **Creme Bach** por sua ação antiinflamatória. Duas semanas depois, o inchaço havia desaparecido, bem como a dor e a impotência funcional. Segundo palavras da própria paciente, não houve modificação na rigidez matinal. Nessa consulta perguntei sobre o início da doença e ela me disse que começara a ter febres intermitentes havia três anos, quatro meses depois do falecimento da mãe, cuja morte representou um grande sofrimento e solidão, visto que ela morava sozinha com a mãe. Chorou ao contar o fato e disse que, embora tivessem se passado quatro anos, ainda era como se tivesse acontecido ontem, não conseguindo superar sua angústia e dor. A doente era uma pessoa tranqüila, suave, de caráter submisso, que sempre se dedicara a cuidar da mãe enferma, dedicando-lhe os melhores anos de sua vida, vazia desde que ela morrera. "É como se tivesse perdido a razão de viver; antes, tudo era diferente, pois me sentia protegida e acompanhada por ela; eu me sentia segura." Isso torna evidente que ela havia se sacrificado pela mãe, deixando de crescer. Ela ainda me disse: "Só em pensar como vai continuar a minha vida, me angustia terrivelmente e fico paralisada. Acho que é por isso que não consigo me mexer de manhã. Na realidade, acho que tenho medo de começar sozinha cada novo dia."

Não restava dúvida de que a personalidade dessa doente era **Centaury**. Combinei-a com **Star of Bethlehem**, visto que a AR começou logo depois do choque com a morte da sua mãe e pelo seu sentimento de desamparo. Também acrescentei à fórmula **Sweet Chestnut**, porque sua angústia era extrema e insuportável, porque tinha de elaborar seu luto e planejar o futuro. Psicologicamente, tratava-se da angústia do crescimento. Completei a fórmula com **Honeysuckle**, para ajudar a ação de **Sweet Chestnut** e para que abandonasse a idéia de que sua única realidade estava no passado e pudesse planejar o futuro. No plano físico, agreguei **Crab Apple**, por sua ação antiinflamatória.

Depois de quatro semanas, o quadro evoluiu favoravelmente: as articulações estavam muito menos inchadas; a eritrossedimentação caiu quase a valores normais e a rigidez matinal desaparecera. O estado geral da paciente era muito bom. "Já não choro ao falar de mamãe." Decidi não mudar a fórmula e continuei com ela durante quatro semanas. Então a paciente se mostrou desanimada porque seus joelhos continuavam sem nenhuma melhora e ela disse que não conseguia caminhar bem porque a dor e a inflamação a deprimiam: "Creio que não saio mais disto." Acrescentei à fórmula **Wild Rose** e eliminei **Star of Bethlehem**.

Depois de dois anos de evolução, essa paciente está quase totalmente recuperada. Seu quadro artrítico não voltou a apresentar surtos agudos. Os exames laboratoriais são negativos. Seu estado psicológico está em harmonia.

Caso clínico nº 3

Neste caso, vamos demonstrar que, quando certas leis se alteram, a cura não acontece e até podemos agravar a doença que já acreditávamos superada. Isso nos leva a refletir que os florais não são totalmente inofensivos e que às vezes eles devem ser usados com determinados critérios e com um conhecimento, não só do seu aspecto descritivo, mas também do que devemos curar com eles.

D.R. é um paciente do sexo masculino, com 42 anos, bancário. Desde os dezoito anos sofre de psoríase da pele. Há seis meses acrescentou-se a isso uma intensa flogose em ambos os joelhos e tornozelos com derrame articular, períodos de febre, dores intensas, que praticamente o impedem de andar. Esse quadro é característico de uma artrite psoriática.

Psicologicamente, este paciente é um ser indefeso, inseguro, reticente ao falar, não tem confiança em si mesmo, o que se confirmou na consulta, quando também notei uma boa dose de pessimismo, antecipando o fracasso. Diante desse quadro, prescrevi uma fórmula com **Larch**, à qual acrescentei **Crab Apple**, não só por sua forte ação antiiflamatória, mas também porque esse paciente demonstrava sentir vergonha por seu aspecto físico. Embora não dissesse, custava-lhe mostrar-se, cobrindo rapidamente as partes afetadas da pele. Junto com esses florais receitei **Gorse**, para reforçar suas funções imunológicas, e **Rescue Remedy** por sua ação estabilizante. Depois de um mês de tratamento, suas articulações estavam desinflamadas. A dor persistia nos tornozelos, mas ainda assim podia caminhar e fazer exercícios. Seu estado geral e mental estava muito melhor. Comentou também que havia notado que zonas da pele estavam descamando, o que o deixou muito contente, visto que sua maior angústia não era a dor nas articulações, mas o estado de sua pele. Num julgamento muito *a priori*, tornando-me um eco da sua ansiedade, receitei-lhe o **Creme Bach** para passar nas áreas afetadas três vezes ao dia.

No fim de três semanas, o paciente voltou ao consultório por causa do reaparecimento dos sintomas articulares com mais dor e prostração do que antes, o que, dada a sua personalidade, levava-o a um grande desalento, apesar de ter obtido boa melhora na psoríase da sua pele.

Imediatamente pensei sobre o que poderia estar acontecendo com o nosso doente. Evidentemente, não estava sendo cumprida a lei da cura, aquela enunciada por Constantino Hering, médico alemão, dedicado à homeopatia, que em 1845 determinou os postulados da cura, afirmando que esta acontece a partir do mental para o físico; de dentro para fora; do centro para a periferia. De acordo com isso, ficou claro que, na pressa de querer curar a pele, deixamos de lado a cura normal do processo e introjetamos novamente a doença até voltar a artrite psoriática.

Deve-se entender claramente que tudo o que se faça do ponto de vista terapêutico para resolver um problema patológico local, sem compreender clinicamente o sentido que essa localização tem no desígnio da vida como um todo e no sentido psicobiológico da personalidade, é uma *supressão* e não uma cura; é uma interferência no esforço da força vital em sua atividade curativa.

Médico e paciente devem ter plena consciência deste princípio fundamental ao processo de cura, o que implica, da parte do médico, focalizar o doente como uma totalidade anímico-corporal para saber como e de que maneira deve-se curar e, da parte do doente, assumir a responsabilidade que lhe cabe para poder lidar com a ansiedade durante o processo de cura e saber esperar a evolução da mesma.

No caso do nosso doente, suprimi o **Creme Bach** e voltei somente à fórmula inicial com a qual se obteve a cura total do processso artrítico ao cabo de seis meses e uma melhora no processo da pele que, embora sem cura total, teve uma evolução favorável. O mais importante foi ter conseguido uma mudança psíquica do paciente.

Caso clínico nº 4

O caso clínico que trataremos agora é um exemplo de como uma mudança de atitude mental nos permite melhorar e evoluir no plano físico.

O senhor M.M. é um paciente de 66 anos que sofre de artrose nos quadris; há quatro anos tem uma prótese que substitui totalmente o quadril direito.

O problema é que este paciente não consegue largar a bengala trípode que usa desde a operação, o que o impede de andar corretamente como já deveria estar andando dado o tempo transcorrido desde a intervenção cirúrgica. Isso provocou um agravamento da artrose da coxa esquerda, assim como um maior desgaste da prótese direita.

O quadro é interpretado, num primeiro momento, como medo de cair, medo de uma fratura, etc., e por isso indiquei **Mimulus**. Os resultados depois de um tempo experimental foram negativos. Numa nova consulta, depois de reinterrogá-lo, cheguei à conclusão de que lhe faltava autoconfiança. Ele se amparava na bengala como uma forma de se sentir seguro. Por isso, mediquei-o com **Larch**. Esse remédio também não produziu nenhuma modificação na atitude do paciente.

Em outra consulta, o paciente deu a chave do que estava acontecendo, dizendo que se acostumara a viver dessa forma e que não fazia nenhum esforço para largar o trípode. Evidentemente, ele se resignara a essa nova condição de vida e não lutava para modificar a situação. Ele entendia os motivos pelos quais deveria fazê-lo, mas continuava seguindo sem empreender a luta e sem tomar a decisão de largar as muletas. O remédio indicado para essa situação, para permitir que o doente saísse da apatia, é **Wild Rose**, que operou nele uma mudança fundamental. Casos assim aconteceram com vários de meus pacientes, os quais, diante de uma imobilização que os obrigava a usar muletas e bengalas, se acostumavam a viver dessa forma e se resignavam sem lutar pela cura total. O uso deste floral faz com que abandonem qualquer tipo de apoio físico e se tornem independentes.

Caso clínico nº 5

Este caso mostra claramente como a perturbação psicológica de uma pessoa, projetada ao plano físico e sem uma boa compreensão de sua dinâmica mórbida, pode converter a vida do paciente e das pessoas que o cercam num verdadeiro caos. L. de S. é uma mulher de 68 anos, viúva há 18 anos, que vive sozinha há seis. Ela tem dois filhos casados, apresenta um longo histórico de enjôos, com uma quantidade enorme de análises, estudos cardiológicos, eletroencefalogramas, estudos de fluxo sanguíneo cerebral, e até uma tomografia computadorizada que trouxe à consulta, bem como os medicamentos que toma e os que diz ter tomado. Não resta nenhuma dúvida de que, além da patologia que pode chegar a ter, a mesma se acompanha de uma tremenda intoxicação medicamentosa.

Porém, da observação de toda essa imensa quantidade de análises clínicas e neurológicas, a única coisa que pude constatar foi uma leve espondidoartrose da coluna cervical que não justificava os enjôos. No entanto, quando comuniquei meu parecer à paciente, que veio acompanhada pelo filho caçula, um homem de quarenta anos, ela falou dirigindo-se a ele: "Viu, eu te disse que aqui também não vão descobrir o que tenho!" Com desgosto, ela começou a guardar cada coisa e sobretudo a pôr em ordem as análises anteriores. Diante dessa atitude, tratei de acalmá-la e pedi que me falasse sobre seu problema de enjôos. Ela então começou a contar que, desde a noite em que seu último neto nasceu, fruto do casamento do filho mais novo — "este que veio comigo", com uma "mulher". Ao sair do hospital naquele dia, e por uma friagem intensa que tomou, começaram os enjôos terríveis que a fizeram chegar em casa com grande dificuldade. Logo se deitou e desde então enjoa em qualquer lugar; os vizinhos têm de ajudá-la a chegar em casa e avisar os filhos no trabalho. O interessante é que, durante todos esses anos, nunca ficou enjoada enquanto estava sozinha nem tampouco sofreu ferimentos graves ou fraturas. E foi assim que começou a longa peregrinação dessa mulher de consultório em consultório, sendo evidente que a única coisa que ela quer é chamar a atenção e que a atendam, e que não suportava viver sozinha. "O pior de tudo é perturbar meus filhos, porque não posso andar sozinha para todo lado, tendo de fazer tantos exames" — que é o que psicologicamente ela persegue. Essa mulher transferiu para o plano físico sua atitude mental de possessividade em seu maníaco manejo da situação. O remédio surgiu claramente: **Chicory**, e acrescentei **Scleranthus** à formula, para os enjôos. **Crab Apple** para desintoxicá-la de tantos remédios que tomou e **Holly** para atenuar o ódio que sente pelas "mulheres" de seus filhos, como ela diz. E **Honeysuckle** por causa da recordação de quando "vivia com meu marido e minha mãe tudo era muito diferente: todos éramos felizes".

O quadro dos enjôos logo desapareceu, porém convém dizer que, no caso de uma personalidade tão terrivelmente estruturada, deve-se ficar sempre alerta para o aparecimento de recaídas.

Caso clínico nº 6

No caso do paciente que vamos descrever, pode-se observar como um acidente na vida de uma pessoa pode criar uma mudança total de sua personalidade e de sua postura diante da vida, que a tortura e não a deixa lutar contra a doença, e como o tratamento floral equilibra e faz com que possa conseguir o que pretende.

J.R. é um paciente de 48 anos, do sexo masculino. É engenheiro agrônomo, e há oito anos sofria de uma intoxicação acidental por tálio (um veneno fosforado, muito potente, que se usa para matar roedores). Essa intoxicação provocou no paciente uma série de transtornos graves, e por isso teve de ser hospitalizado, submeteu-se a um tratamento de diálise renal durante vinte meses, restando como seqüela de sua afecção uma insuficiência renal crônica "aparentemente" irreversível. O paciente não consegue regularizar o bombeamento de sódio e potássio e tem de ingerir permanentemente grandes doses de potássio. Ele também tem perdas de cálcio, o que lhe provoca crises de tetania (estado de hipermobilidade neuromuscular causada pela diminuição de cálcio sérico e que se apresenta como adormecimento intermitente, cãibras e tremores ou espasmos muito dolorosos nas extremidades inferiores). Esta perda de íon de cálcio provocou, no nível ósseo, um quadro de osteoporose nas tíbias, nos perônios e das articulações tibioastragalianas de ambos os tornozelos, o que provoca dor e dificulta andar e ficar de pé. O tóxico também produziu uma insuficiência hepática crônica, o que significa que ele vive num estado de toxemia e dismetabolismo crônico.

O processo da doença levou esse homem a perder o emprego e a mudar para a capital com a família para poder se tratar, deixando-o em péssima situação econômica.

Ele se apresenta como um homem envelhecido, desvitalizado, magro, mas com um abdômen volumoso, característico da ascite (derrame de líquido na cavidade peritonial) produzida pela insuficiência hepática crônica. Ele demonstrava grande cansaço geral, quase um estado de prostração. Eu diria que até lhe custa falar. Porém, o mais importante que se percebe nele é uma enorme angústia e um tremendo sentimento de culpa. Ele fala de si, dizendo: "Por minha culpa, toda a minha família está sofrendo; todos afundaram comigo, e já não há como mudar essa situação. Tudo o que faço é para agradá-los, mas já cheguei ao fim. Não sirvo para mais nada."

Evidentemente, aqui é onde está a chave para medicá-lo: ele se declarou incurável (e os médicos que antes cuidaram dele sem dúvida contribuíram para isso e até o fizeram ficar com essa idéia fixa). Ele já renunciou à luta, se entregou, e eu nada conseguiria se fosse impossível reverter esse sentimento fundamental. Para ele recorri a **Gorse**, que indubitavelmente vai elevar também o nível imunológico que, nesse paciente, estava absolutamente fraco. Completamos a primeira fórmula com **Pine** por causa do seu complexo de culpa, por acreditar que era responsável pela penúria familiar. Acrescentei **Sweet Chestnut** por causa de sua enorme angústia. Sem dúvida, seu futuro era incerto, obscuro. Ele não sabia para onde ir. Tudo isso o deixava profundamente ansioso. Outro floral é **Olive**, por causa da grande prostração física e psíquica que apresentava. Todo o seu corpo estava intoxicado e esgotado. Ele estava exausto e precisava restabelecer suas forças também no nível físico para encarar a luta rumo à cura.

Acrescentei **Impatiens** à fórmula para mitigar as intensas dores ósseas e nevrálgicas nos membros inferiores. Completei a fórmula com **Rescue Remedy**, por sua ação estabilizadora a fim de que ele conseguisse uma força maior para enfrentar as situações. Além disso, este paciente também precisava de um regime higiênico dietético de desintoxicação geral, como também de repouso para restabelecer suas forças psicofísicas.

No final de duas semanas, o paciente começou a evoluir favoravelmente, com grande diminuição do cansaço físico. Não tinha mais dores nas pernas, recuperara o sono e estava muito otimista. "Agora estou com vontade de voltar a lutar", disse ele.

Este paciente fez três anos de tratamento, e foram aplicados vários florais para reforçar a sua recuperação.

No início desta descrição, dissemos que o caso era "quase" irremediável. Hoje, pode-se dizer que ele recuperou totalmente a função renal. Não precisa mais ingerir sódio nem potássio na forma de remédios, e todos os exames do funcionamento dos rins foram corrigidos para os valores normais. A insuficiência hepática não pôde ser revertida, mas não evoluiu desfavoravelmente, como demonstram os hepatogramas de controle que vêm sendo feitos. A osteoporose também foi detida, de acordo com o estudo clínico da densitometria óssea e a radiografia dos ossos grandes. Hoje, ele pode andar e ficar em pé sem sentir dores.

Mas, acima de tudo, este paciente agora é uma pessoa que enfrenta o futuro com esperança, com vontade de lutar. Ele está decidido a retomar seu trabalho profissional, embora isso represente um desafio para ele.

Conclusão

Creio que, através de tudo o que foi exposto aqui, demonstramos o conceito holístico e clínico do Sistema Floral de Bach. O sentido holístico, por meio da concepção integral do homem (microcosmo), sua relação com o universo (macrocosmo) e as interações entre ambos, e clínico porque, através dos florais, se cumprem os princípios da verdadeira arte de curar. O primeiro desses princípios é não causar danos, visto que a arte de curar vai além da simples eliminação dos sintomas (o que pode ser feito de forma suave e inofensiva por este sistema). E isso pode ser importante, mas ainda não é a cura.

Além do mais, possibilita-se ao paciente o conhecimento de si mesmo e da origem da sua doença. Ele aprende a se conscientizar dos motivos da sua doença e obtém dessa forma a sua cura total.

É importante que os profissionais, acostumados a ver e a dividir o paciente em diferentes órgãos e sistemas, tomem consciência de que eles pertencem a um todo e esse todo é um ser humano que sente e vê a vida de uma determinada maneira. Isso nos levará a proporcionar aos nossos pacientes um melhor estado de saúde e uma qualidade melhor de vida.

Ao paciente cabe compreender que a verdadeira forma de curar-se não está na supressão brusca deste ou daquele sintoma que o preocupa, mas em ir ao fundo do problema, chegando à verdadeira harmonização entre a sua mente e o seu corpo, para assim curar-se e viver em paz com o seu Eu Superior.

Bibliografia

Bach por Bach. Ediciones Continente, 1991.

Bach, Edward. *Cúrese Usted Mismo y La Curación por las Flores*. Editora EDAF, Madri, 1982. [*Os Remédios Florais do dr. Bach — Incluindo Cura-te a Ti Mesmo e os Doze Remédios*. Publicado pela Editora Pensamento, São Paulo, 1990.]

Chancellor, Philip M. *Handbook of the Bach Flowers Remedies*. Essex, Inglaterra, C. N. Daniel Co. Ltd., 1980. [*Manual Ilustrado dos Remédios Florais do dr. Bach*, publicado pela Editora Pensamento, São Paulo, 1991.]

Grecco, E. *Terapia Floral y Psicopatologia*. Ediciones Continente, 1993.

Scheffer, Mechthild. *La Terapia Floral de Bach; Teoría y Práctica*. Editorial Urano, Barcelona, 1992. [*Terapia Floral do dr. Bach. Teoria e Prática*, publicado pela Editora Pensamento, São Paulo, 1991.]

Scheffer, Mechthild. *Experiencias con la Terapia Floral de Bach*. Editorial Urano, Barcelona, 1992. [*Experiências com a Terapia Floral do dr. Bach*, publicado pela Editora Pensamento. São Paulo, 1991.]

Stern, Claudia. *Remedios Florales de Bach. Tratado Completo para su Uso y Prescripción*. Editorial Lugar, 1992. [*Tudo o que Você Precisa Saber sobre os Remédios Florais de Bach - Tratado Completo para seu Uso e Prescrição*, publicado pela Editora Pensamento, São Paulo, 1995.]

The Arthritis Foundation del Journal of the American Medical Association, 1990.

Valdez, Elsa. *Las Flores de Bach y la Vida*. Club del Estudio, 1993.

Em memória
de Máximo E. Blum,
meu pai.

CLAUDIA STERN

NOSSO TRABALHO COM OS PACIENTES

As terapias florais curam? E, se curam, como o fazem?

A incidência do vínculo terapêutico na prescrição floral

As terapias florais curam? E, se curam, como o fazem?*

> "O que é visto por uma geração como o auge do conhecimento humano, freqüentemente é considerado um absurdo pela seguinte. E o que é considerado superstição num século, pode ser a base para a ciência do próximo."
>
> Paracelso (1493-1541)

Muitas vezes, determinadas respostas aos tratamentos com as essências florais, devido ao inesperado do resultado, nos fazem exclamar : "Não acredito!" Outras vezes, por se tratar de um terreno tão difícil como a cura de aspectos emocionais, psíquicos, mentais ou espirituais do paciente, fica difícil afirmar que a pessoa "está curada".

Esta é a razão pela qual aprendemos a tomar nota por escrito do que os nossos pacientes nos dizem, visto que, ao voltar ao consultório, nem eles nem nós nos lembramos dos vários estágios do tratamento.

---

* Conferência apresentada no III Congresso Internacional de Terapias Florais. IV Encontro Nacional de Florais de Bach, Buenos Aires, novembro de 1993.

Bach dizia que a doença começa pelo corpo emocional e, se durar demasiado tempo, chega ao corpo físico. Levando em conta este critério, podemos reverter essa situação com os remédios florais. Equilibradas as emoções, o físico também se harmoniza.

E é aí, no físico, ao ver as mudanças, que não duvidamos e achamos as terapias florais responsáveis pela cura. Trata-se da nossa formação: **ver para crer.**

Bach fez uma descoberta curiosa para a sua época: ele percebeu que os pacientes com um dos sete tipos de bactérias intestinais patógenas que ele descobriu correspondiam a sete tipos de personalidades ou temperamentos diferentes, porém específicos em si mesmos.

Com base nisso, começou a tratá-los com nosódios, indicando-os estritamente de acordo com o temperamento e as emoções de cada um.

Bach ignorou os aspectos físicos da doença e lidou unicamente com os sintomas mentais que correlacionou com cada nosódio em particular.

Com este método obteve um êxito clínico que superou suas expectativas. Bach logo se deu conta de mais uma coisa: que os indivíduos pertencentes a um mesmo tipo de personalidade não tinham de padecer necessariamente das mesmas patologias, mas tinham padrões semelhantes de conduta, de estados de ânimo e de humor, e raciocinavam de forma parecida, independentemente da doença que tivessem.

Por isso, bastava categorizar as características mentais e emocionais do paciente para descobrir qual seria o remédio mais adequado para curá-lo.

Eu gostaria de exemplificar o que disse com o caso de uma cachorrinha de raça Shipsu, de seis anos de idade que, segundo palavras de sua dona, "estava morta" e "seria preciso sacrificála". O animal sofria de um distúrbio na pele, que lhe causava uma coceira. Já não tinha nem pele nem pêlo e exalava um odor nauseabundo que invadia toda a casa.

Consultados alguns veterinários, a opinião unânime foi a de que não havia nada a fazer. Deram-lhe antibióticos, anti-histamínicos, sem nenhum resultado positivo.

Diante dessa situação, em que a solução seria sacrificar o animal ou esperar que morresse, propus fazer uma experiência com os Florais de Bach, sendo este o único tratamento que receberia naquele momento.

Não vi a cachorrinha. Só perguntei sobre seus traços de caráter e conduta e me fundamentei nisso para receitar as sucessivas fórmulas, que foram:

1ª Fórmula, em 5-4-93:

- **Rescue Remedy**, para resgatá-la de uma morte iminente.
- **Gentian**, porque vivia dormindo, estava sempre deitada; por sua passividade.
- **Crab Apple**, pelo mau cheiro que exalava, pela "sujeira da pele".
- **Beech**, porque era muito alérgica.
- **Gorse**, para aumentar suas defesas imunológicas. A cachorra urinava sangue e supunha-se que tinha diabete.
- **Chestnut Bud**, pela repetição dos surtos.

2ª Fórmula, em 12-4-93:

- Salvo Chestnut Bud, os mesmos florais da fórmula anterior, mais
- **Mimulus**, por ser muito medrosa e mimada.
- **Cherry Plum**, porque se coçava demais.
- **Scleranthus**, por apresentar tremores depois de tomar o primeiro frasco e que naquele momento não sabíamos o porquê.

3ª Fórmula, em 3-5-93:

Fez-se uma combinação da administração do floral via oral e em aplicação local por vaporização.

Via oral, como na fórmula anterior, porém, no lugar de Beech, acrescentou-se:

- **Agrimony**, pelo sofrimento e situação penosa do animal.

Por vaporização:

- **Rescue Remedy**
- **Agrimony**
- **Walnut**
- **Crab Apple**

4ª Fórmula, em 7-6-93:

Começou a ser administrada no início de agosto, quando o animal já estava restabelecido.

- **Centaury**, para que não se entregasse à doença e tampouco à sua dona.

  Verifica-se que essa essência floral é muito eficaz em patologias da pele.
- **Mimulus**, porque esta é a sua personalidade básica.
- **Crab Apple**, para continuar com a limpeza.
- **Rescue Remedy** e **Cherry Plum** porque, apesar de estar melhor, não deixava de se coçar.
- **Gorse**, para continuar aumentando as defesas imunológicas.

A evolução foi muito interessante. No início, apareceram crostas e caspa no lombo do animal. Foi nesse momento que acrescentei as aplicações locais por vaporização. Quase imediatamente o animal começou a purgar por diversos lugares do corpo em momentos distintos:

— cera pelos ouvidos;

— secreção amarelada pelos olhos;

— cálculos através da urina e
— crostas que se desprendiam da pele das costas.

Outra coisa notável foi que começou a aparecer pele sadia no centro das costas, e esta foi se estendendo para as extremidades. A última parte do corpo do animal a sarar foram as patas. Coberta de pele nova, sadia e com o pêlo lustroso, a cadelinha se curou cumprindo o princípio que diz "de dentro para fora, do centro para a periferia". (Lei de cura de Hering.)

Assim se comprova, de maneira empírica e concreta, a "cura" e "sim, pode-se acreditar". Embora também me pergunte: se fosse uma pessoa, e não um animal, será que teria suportado todo este processo sem fraquejar ou abandonar o tratamento?

Depois de dois anos sem menstruação por causa do deplorável estado de saúde, a cachorrinha voltou a menstruar, e inclusive uma úlcera num olho também parece que se curou.

Além disso, na opinião da sua dona, ela mudou de temperamento. Mostrava-se mais independente, até protestava quando lhe faziam algum curativo que a incomodava.

O que Bach intuiu corretamente foi que diferentes fatores emocionais e de personalidade contribuem para uma predisposição geral para ficar doente.

Especialmente, embora não exclusivamente, os medos e as atitudes negativas.

A consciência médica recente está começando a voltar-se para a relação que existe entre doenças e emoções. Edward Bach chegou a essa conclusão há mais de meio século, muito antes das atuais investigações da psiconeuroimunologia.

Sobre a segunda parte da pergunta apresentada no título deste capítulo, o mecanismo de ação dos florais, recordemos que no início do tratamento, quando começou a tomar as essências, a cachorrinha tremia, tinha convulsões; segundo diziam, era "como se estivesse tomando um choque"

É comum observar-se isto em pequenos animais e também em bebês e crianças, o que nos leva a falar do princípio energético-vibracional.

Faz algum tempo, com o título de "Música e asma" foi publicado um pequeno artigo num jornal diário que dizia: "O doutor Shinji Shibuy defende uma curiosa hipótese científica que apresentou no simpósio sobre alergias num congresso de especialistas sediado em Kyoto, no Japão. Ele assegurava que a música clássica — assimilada com método e constância — consegue diminuir a hipersensibilidade traqueal e, deste modo, atenuar os quadros asmáticos, com possibilidades concretas de fazê-los desaparecer. O articulista adverte ainda que o asmático inala o dobro de ar quando, em repouso, se submete à terapia dos grandes mestres do pentagrama universal (Mozart, Bach, Vivaldi).

Isso faz surgir novas perguntas: Quem alguma vez não experimentou os efeitos benéficos da música sobre seu organismo e psique? Será por acaso que grandes músicos ou regentes de orquestra como Arturo Toscanini (90), Pablo Casals (96), Herbert von Karajan (81), Artur Rubinstein (96), Leopoldo Stokowski (95), Ettore Panizza (92), Igor Stravinsky (89), Giorgio Polacco (85), Richard Strauss (85), em sua maioria, tenham tido vidas excepcionalmente longas, produtivas e fundamentalmente repletas de saúde? Por quê? A que se deve o fato? E essa lista poderia conter muito mais nomes ainda.

Talvez seja por causa das vibrações sonoras *harmônicas* a que estavam expostos constantemente. Atenção para o termo "harmônicas".

Diferentemente do caso anterior, em centenas de sujeitos amantes do *rock*, observou-se que houve o debilitamento dos seus músculos, bem como a necessidade de estímulos cada vez mais intensos para se sentirem bem.

Roqueiros como Jim Morrison, do grupo The Doors, Jimmy Hendrix, Janis Joplin, Elvis Presley, Keith Moon, o baterista do The Who, Bryn Jones, dos Rolling Stones, Luca Prodan, do Sumo, Miguel Abuelo, dos Abuelos de la Nada, Sid Vicious do Sex Pistol — tiveram vida média de vinte a trinta anos. E esta lista também poderia ser acrescida com mais nomes.

Isso não aconteceu com os Beatles, cuja música não cria o mesmo efeito.

Também observou-se que não se trata de uma questão de volume. Relaciona-se com os pontos básicos de acupuntura do corpo, que absorvem as vibrações e as usam. Mesmo com os ouvidos completamente tampados, o corpo humano responde aos sons, porque "ouvimos" com o nosso corpo, e não apenas com os ouvidos.

O tema de música me interessa, porém deixo claro que ao falar dela quero enfatizar o fato de que nenhum ser vivo é indiferente às vibrações. Um som súbito e grave "desperta", enquanto um som muito agudo pode nos fazer sentir dor. Determinados ritmos podem provocar mudanças nos sistemas de órgãos ou na atividade dos mesmos. Eles podem regularizar as pulsações, aumentar a percepção visual, melhorar o rendimento profissional. É por isso que as empresas implantaram a "música funcional" nas suas instalações.

Observa-se como determinados ritmos nos filmes criam climas diferentes: suspense, ação, medo. O som do coração gera angústia no adulto mas tranqüiliza o bebê. Uma mudança de ritmo muda também o ritmo do coração, acelera ou atrasa as batidas, melhora a circulação, diminui a tensão arterial... O ruído de uma cascata atenua a dor e as proximidades dela são um lugar apropriado para meditar.

Na antiguidade, os "encantamentos" com sons de certa freqüência provocavam espasmos que estancavam uma hemorragia. Até em alguns contos aparece este tema, como no do flautista de Hamelin, por exemplo.

Está comprovado que a música pode ser usada na medicina; daí a musicoterapia.

Este é um princípio semelhante ao das terapias energético-vibracionais, que algumas pessoas também chamam de bioenergéticas, por meio das essências florais. Há alguns florais que têm vibrações mais intensas, como White Chestnut e Scleranthus, que visam o domínio do mental; outras com vibrações mais difusas, que abrangem o domínio do emocional, como Pine e Star of Bethlehem, ou vibrações mais fracas, como Centaury; ou mais fortes, como Cherry Plum, Chestnut Bud e Holly, que apontam para diversos aspectos da personalidade.

Com a música acontece algo semelhante ao que ocorre com os florais. É por isso que Edward Bach cuidou muito bem da escolha dos mesmos, deixando de fora os florais que drenam a energia ou os que intoxicam.

Costuma-se considerar a medicina natural, obtida com flores e plantas, como algo primitivo, relacionado com o curandeirismo. Poucas pessoas sabem que a aspirina tem sua origem na medicina herborista: do córtex do Salgueiro — Willow — e do Álamo Tremedor — Aspen — que são da família das Salicáceas, sendo a aspirina o ácido acetilsalicílico. E faz relativamente pouco tempo que a medicina clássica compreendeu os vários mecanismos moleculares graças aos quais a aspirina tem seus efeitos benéficos.

O dr. Bernard Grad, da Mc Gill University de Montreal, fez experiências usando água energizada em pacientes psiquiátricos que sofriam de depressões graves. Ele deu a esses pacientes algumas vasilhas com água para que as segurassem. Logo depois, regou algumas sementes de cevada com essa água e — surpresa! — a água energizada pelos pacientes gravemente deprimidos impediu o crescimento dos brotos ou plantinhas, ao contrário do que aconteceu com a água energizada por pessoas com carga energética positiva.

Disto esse pesquisador deduziu que seria possível carregar a água e armazenar energias sutis benéficas ou de natureza prejudicial, chegando às mesmas conclusões que o dr. Bach, embora por caminhos diferentes.

A água assim tratada produziu mudanças mensuráveis na fisiologia e no crescimento das plantas sem agregar nenhuma substância física.

Os remédios homeopáticos ou florais são remédios carregados de energia sutil, que contém a freqüência energética ou "assinatura vibracional" da planta com a qual foram preparados. Cada espécie de planta tem sua assinatura energética própria, que pode ser complexa, ou seja, formada por várias freqüências. E usa-se a assinatura vibracional da substância, e não suas propriedades moleculares, para o efeito buscado. Com isso, muitos se surpreendem, e essa surpresa se repete mais de uma vez, quando nas análises químicas dos frascos de essências florais a única coisa que se encontra é... água e conhaque!

O que também acontece é que nas diluições vão-se eliminando os elementos moleculares da planta, deixando somente as qualidades energéticas das mesmas na água. O elemento ativo do remédio não é físico.

Além disso, cada parte da planta tem a sua assinatura energética, como o córtex de uma árvore, suas raízes, folhas ou flores.

Os efeitos energéticos destas últimas acontecem em níveis muito mais elevados do que os homeopáticos. As vibrações são mais altas.

Digamos que a matéria que vibra a uma freqüência mais lenta é conhecida como matéria física. O que vibra a velocidades que excedem a velocidade da luz é conhecido como matéria sutil, e é tão real quanto a matéria densa, só que o ritmo de suas vibrações é simplesmente mais rápido.

Para modificar terapeuticamente os nossos corpos sutis, temos de administrar energias que vibrem com freqüências mais altas do que as do plano físico, e justamente as medicinas vibracionais contêm essas energias sutis de alta freqüência.

O dr. Richard Gerber, em seu livro *Medicina vibracional,* diz que através de sua famosa equação, $E = mc^2$, Albert Einstein demonstrou aos cientistas que energia e matéria são expressões duais da mesma substância universal. Essa substância universal é primordialmente energia ou vibração, da qual se compõe tudo o que existe.

Qual é o caminho seguido por uma essência floral através do corpo físico e sutil? Inicialmente ela é assimilada pelo sistema circulatório (a corrente sangüínea). A seguir, o remédio pára na metade do caminho entre os sistemas circulatório e nervoso. Aí, pela polaridade dos dois sistemas, é criada uma corrente eletromagnética. O remédio usualmente se encaminha diretamente para os meridianos, entrando o princípio ativo nos diversos corpos sutis, os chakras, ou voltando diretamente para o corpo físico, no nível celular, através dos vasos de comunicação que se encontram entre ambos os sistemas.

Todo esse processo acontece instantaneamente, mas, em geral, demora muito tempo para que os resultados sejam percebidos, diz o dr. Gerber.

Daí se pode deduzir que, se as essências florais forem aplicadas diretamente sobre os meridianos, como muitos fazem, ou ingeridas por via oral, a resposta será a mesma.

Além disso, há uma conexão íntima entre o sistema circulatório e a força vital, bem como entre o sistema nervoso e a consciência, que a ciência moderna ainda não chegou a compreender totalmente. Porém, observa-se que a força vital atua mais através do sangue, e a consciência através do cérebro e do sistema nervoso.

As células sangüíneas, vermelhas ou brancas, contêm propriedades semelhantes às estruturas do tipo do cristal de quartzo (por exemplo, os sais celulares, os tecidos gordurosos, a linfa) e o sistema nervoso tem relação com a corrente eletromagnética. A força vital e a consciência usam essas propriedades para penetrar e estimular o corpo físico. Assim, entendemos por que os florais também acabam causando impacto nesse nível.

Voltando ao que dissemos no início, recordemos o que diz o Evangelho: "No princípio era o Verbo." A palavra implica o som vibracional original. Desde tempos imemoriais, as mães cantam para seus bebês.

Nos hospitais psiquiátricos da Rússia e de muitos países europeus, montam-se jardins floridos para estimular a harmonização entre os pacientes.

Para encerrar com palavras do dr. Edward Bach... "Cabe a nós aprender a curar com a sabedoria da Natureza. Ela é o médico; o curador é um mero intermediário."

Bibliografia:

Diamond, John. *KC Kinesiología del Comportamiento*. Edaf, 1979. Madri.

Gerber, Richard. *Vibrational Medicine*. Bear & Co. Publishing, 1988, U.S.A. [*Medicina Vibracional*, publicado pela Editora Cultrix, São Paulo, 1992.]

Gurudas. *Flower Essences and Vibrational Healing*. Cassandra Press, 1989, USA.

Scheffer, Mechthild; Storl, D. *Die Seelenpflanzen des Edward Bach*. Hugendubel, 1991, Munique, Alemanha.

Stern, Claudia. *Remedios Florales de Bach. Tratado completo para su uso y prescripción*. Lugar Editorial, 1992, Buenos Aires, Argentina. [*Tudo o Que Você Precisa Saber sobre os Remédios Florais de Bach. Tratado Completo para seu Uso e Prescrição*, publicado pela Editora Pensamento, São Paulo, 1995.]

A incidência do vínculo terapêutico na prescrição de florais*

> Dormi, e sonhei que a vida é alegria.
> Despertei, e compreendi que a vida é serviço.
> Servi, e vi que o serviço é alegria.
>
> Rabindranath Tagore

Proponho que o leitor se aprofunde um pouco no que acontece numa consulta floral, "além" do fato de receitarmos **Chicory, Vine** ou **Holly**.

Ou talvez percebamos que não se trata de um "além" dos florais, mas o que ocorre no vínculo que se estabelece entre o terapeuta e o paciente, que é justamente o que faz com que este dê prioridade e, inclusive, reconheça determinadas emoções e não outras.

Esta proposta leva-nos a perguntar se três terapeutas florais indicariam flores diferentes para um mesmo paciente, conforme o que este despertasse em cada um deles.

Quem teve alguma experiência neste sentido não duvida dos benefícios produzidos pelas essências florais do dr. Bach. Con-

* Conferência apresentada no I Congresso Latino-Americano de Florais de Bach. São Paulo, Brasil, novembro de 1993.

tudo, também devemos dar importância à **relação** que se estabelece entre a pessoa que consulta e a que é consultada.

Devemos deixar claro, por exemplo, que a consulta floral pode ser catártica para uns, mas uma situação constrangedora para outros e que o vínculo começa no momento em que o paciente escolhe o terapeuta, e outros assuntos que tratei de resumir em diferentes pontos e cuja consideração considero importante.

1) *Quando o terapeuta não compreende determinados sentimentos que um paciente desperta nele.*

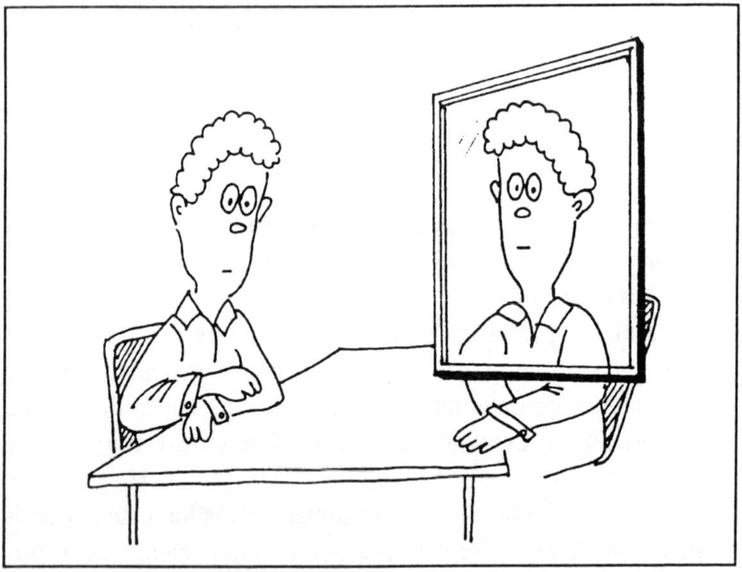

Um participante de um dos meus seminários, que trabalha há vários anos com a terapia floral, certo dia me pediu que lhe explicasse o que é "transferência e contratransferência". Quando perguntei por que me fez esse pedido, respondeu que determinados pacientes despertam nele sentimentos diversos, e que se deu conta de que isso repercute necessariamente no tratamento, tanto na indicação dos florais como no desejo e na freqüência das consultas.

Como exemplo, relatou o caso de uma paciente de cerca de 28 anos, divorciada, que se mostra sedutora em alguns momentos da entrevista, às vezes descontrolada, sem limites, gritando e chorando, provocando-lhe repulsa, medo de que ela se descontrole, perplexidade. Nessa situação, ele ficou muito mais preocupado consigo mesmo e em como controlar a situação do que com a fórmula dos florais. Ele se perguntava: "Como faço para parar com isso? O que fazer? Deixo-me seduzir, como pretende esta mulher? Como posso controlá-la? Por que estou sentindo esta repulsa?"

Trabalhando com ele sobre esses sentimentos, chegamos a várias conclusões:

1º A repulsa que ele sentia relacionava-se com a lembrança de sua ex-esposa, que manipulava as situações da mesma maneira.

2º Os assuntos da paciente, o motivo da consulta, tais como a morte do pai, sua depressão, sua separação, não eram alheios a ele, visto que havia passado por situações semelhantes há pouco tempo.

Além disso, as drogas e a promiscuidade da paciente criaram um vínculo, que chamamos de "transferência-contratransferência", entre ambos, no qual ficaram presos e paralisados.

Assim que pude falar e compreender suas inquietações, ele ficou mais calmo e esse vínculo começou a ser verdadeiramente terapêutico. Ao mudar de atitude, a situação também mudou. E ele compreendeu que todos aqueles transbordamentos da paciente, relacionados com a tentativa de evitar situações de "abandono", considerando a morte do pai, o divórcio e outras perdas, não faziam mais do que **provocar** o que, na verdade, ela queria evitar, induzindo o terapeuta a "abandoná-la", visto que não podia ocupar-se adequadamente dela, devido à sua preocupação com o que se passava no seu íntimo.

2) *Perplexidade diante do paciente*

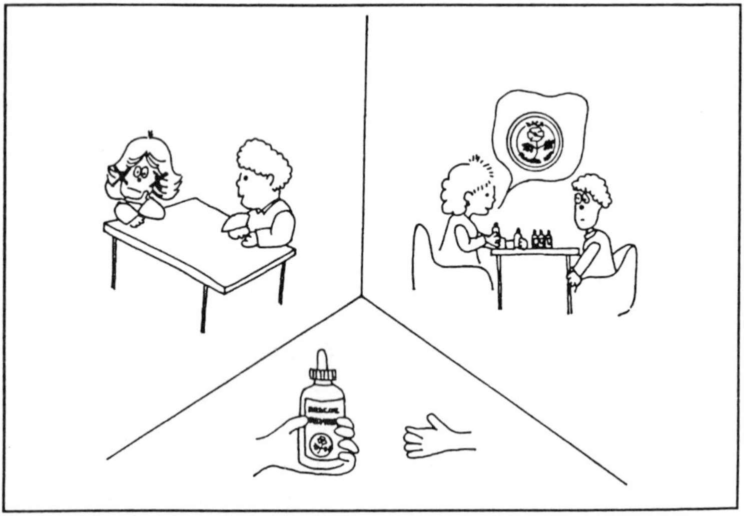

Se o terapeuta ficar perplexo diante do que o paciente apresenta, ele pode ficar paralisado ou, ao contrário, passar para um estado mental compensatório que faça com que encontre significados em **tudo** o que este diga.

Isto redundará em diferentes condutas:

- receitar florais em demasia;
- falar demais e sobrecarregar o paciente de emoção;

- não descobrir os florais adequados;
- não ouvir bem o que o paciente diz;
- impedir que o paciente pense, fantasie ou se emocione;
- não respeitar o tempo e o ritmo de que ele necessita;
- usar fórmulas-clichês como: "Rescue Remedy, porque não sabe o que receitar."

Por isso, às vezes encontramos pacientes que se queixam de que os florais fizeram mal ou resultaram em nada. Revendo a situação, nos damos conta de que o problema não está exatamente nos florais, mas no fato de que está acontecendo algo mais.

A relação terapeuta-paciente é um fator fundamental para o êxito ou o fracasso do tratamento. É algo com que muitos lidam intuitivamente muito bem, mas outros aprendem com o tempo.

3) *Ouvir adequadamente o verdadeiro pedido*

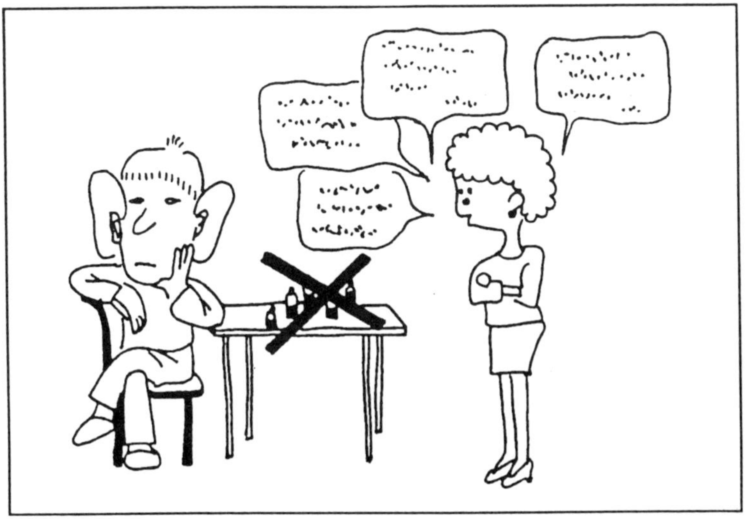

Neste ponto, quero relatar um caso clínico:

Um homem de 58 anos "andava mal de amores". Veio ao meu consultório porque queria tomar os florais de Bach. Saiu com sua receita e na porta, ao sair, me disse: "Já me sinto muitíssimo melhor."

Esse paciente me telefonou dias depois a fim de continuar falando de seus males pelo telefone. Ao perceber sua intenção, marquei consulta para ele naquela mesma semana. Ele compareceu ao consultório e disse que, de fato, estava mais calmo, mais sereno, de melhor humor. Pensei: "Como os florais lhe fizeram bem!" Perguntei-lhe se ainda havia algum resto no frasquinho, e ele me respondeu: "Não, nem sequer tomei os florais. O que preciso é falar com alguém."

Este é um dos exemplos para se pensar se o terapeuta não vale mais que o floral. Algo assim, com a devida licença, "terapeuta e floral".

O trabalho com os remédios florais é muito mais personalizado do que qualquer outro em que se receitem remédios da medicina clássica, visto que nós visamos o doente e não a doença. Isto implica envolver-se com a pessoa que está diante de nós.

Por outro lado, o paciente, em geral, não vem apenas pedir florais. Ele vem falar. Vem para que alguém o escute. Talvez devamos estabelecer a diferença entre ouvir e escutar. Ele vem pedir que façamos desaparecer determinados sintomas que o incomodam, etc.

Nessa interação de vínculos ambos os pólos têm suas características. Conforme o tipo de personalidade ou patologia do paciente, assim será a relação que este estabelecerá. Por outro lado, segundo o que esta pessoa ou essa história desperte na personalidade do terapeuta, este responderá de acordo.

4) *Características do terapeuta que imprimem um cunho particular à consulta*

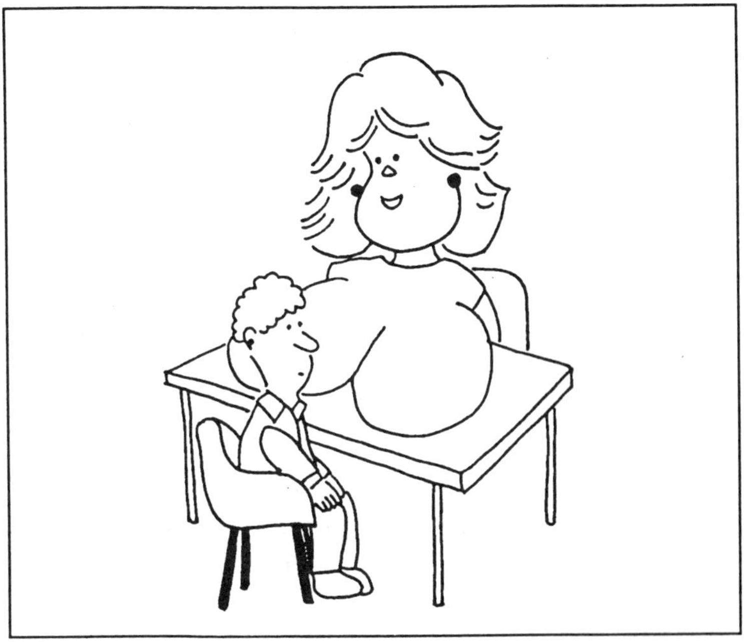

Supõe-se que o terapeuta com marcantes características do tipo **Impatiens** receitará freqüências mais altas para obter resultados mais rápidos; o terapeuta com características **Chicory** fará o paciente voltar vezes seguidas ao consultório para não perdê-lo de vista; e o que tiver características **Rock Water** será incapaz de compreender por que certos pacientes acham tão difícil tomar os florais nos horários estabelecidos.

Talvez o terapeuta com características **Vervain** fale demais para convencer o paciente do que lhe convém fazer, enquanto aquele em que predomina o **Water Violet** se manterá a uma prudente distância para não reagir às emoções que estão em jogo durante cada consulta.

O terapeuta do tipo **Heather** se preocupará mais em evitar que o paciente o abandone do que estritamente no seu bem-estar.

Logicamente, quanto maior for o desequilíbrio, mais evidente isso se tornará.

Muitas pessoas que trabalham com as essências florais freqüentemente se perguntam por que gostam de atender determinados pacientes, enquanto custa tratar de outros, que não querem por nada continuar vendo. Ou, por que se esquecem de um horário marcado e isso sempre com a mesma pessoa. Ou, por que, no caso de alguns pacientes, sempre sentem dificuldade para decidir ou descobrir os florais adequados ao caso, enquanto para outros, com quadros mais complicados ou confusos, sentem prazer em atendê-los sem ter problemas. Com alguns eles cochilam; com outros, se divertem.

Às vezes surgem perguntas do tipo: "O que sinto por este paciente? Por que ele me causa tanta raiva? Por que não consigo me interessar ou sentir compaixão, apesar de ele estar me contando experiências tão dramáticas? Como conseguiu me colocar tão contra a sua mulher ou contra a sua mãe? Serão as outras pessoas culpadas pelas suas desgraças?

Trata-se de situações em que o terapeuta floral não consegue manter o distanciamento ideal diante do paciente. Ele se identifica com o paciente e, nessas circunstâncias, não pode ajudá-lo.

5) *Pacientes com patologias diferentes causam efeitos diferentes na relação terapêutica.*

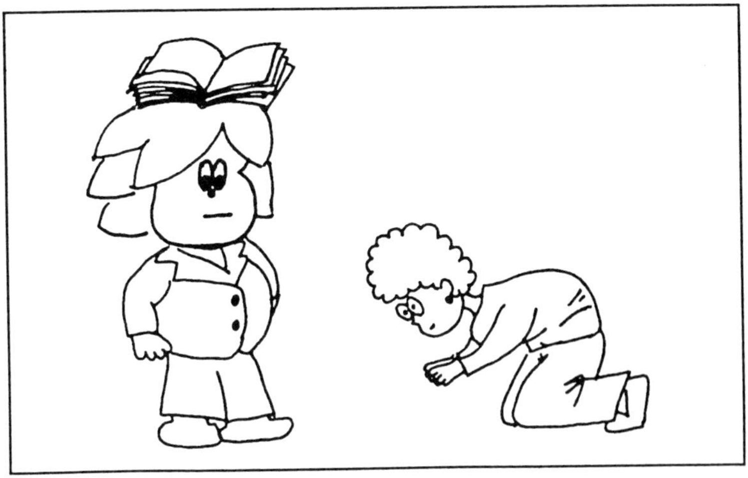

Há certos pacientes para os quais a entrada do terapeuta parece a entrada de uma pessoa que detém toda a sabedoria do mundo. Do terapeuta, eles esperam soluções definitivas para seus sofrimentos. O intercâmbio que vai se estabelecer entre eles e o terapeuta será vivido de forma altamente assimétrica.

Essa entrega incondicional à relação é conseqüência de uma obediência cega criada pela superadaptação, muito típica nos pacientes **psicossomáticos**. É bom saber que isso pode passar, porque deixa o profissional num lugar muito sedutor para seu narcisismo, porém sumamente exigente e arriscado.

E isto nos leva ao ponto seguinte:

6) *Idealização do terapeuta por parte do paciente*

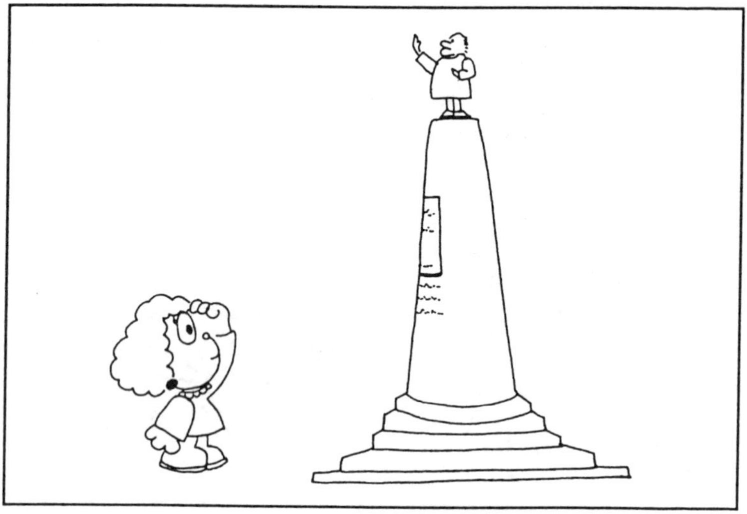

Colocado nessa categoria de **Deus**, talvez ele caia num estado de ineficácia tal que fique impossibilitado de prestar ajuda. Trata-se do tipo de pacientes que recebem o que o terapeuta opina ou diz como se fossem mandatos, e o risco é que, se os remédios não conseguirem produzir os efeitos esperados no tempo previsto, o terapeuta cairá espetacularmente do pedestal em que foi colocado, quebrando-se essa imagem em mil pedaços, enquanto o paciente continua sua peregrinação em busca de outros **deuses**.

O terapeuta floral deve estar capacitado para perceber essas situações e para não correr o risco de se instalar no trono tentador da divindade e onipotência com que esse tipo de pessoa procura dotá-lo.

Quanto maior a idealização, maior a hostilidade encoberta, que pode voltar-se contra o paciente, com efeitos autodestruidores.

7) *Transferência de situações infantis do paciente sobre o terapeuta*

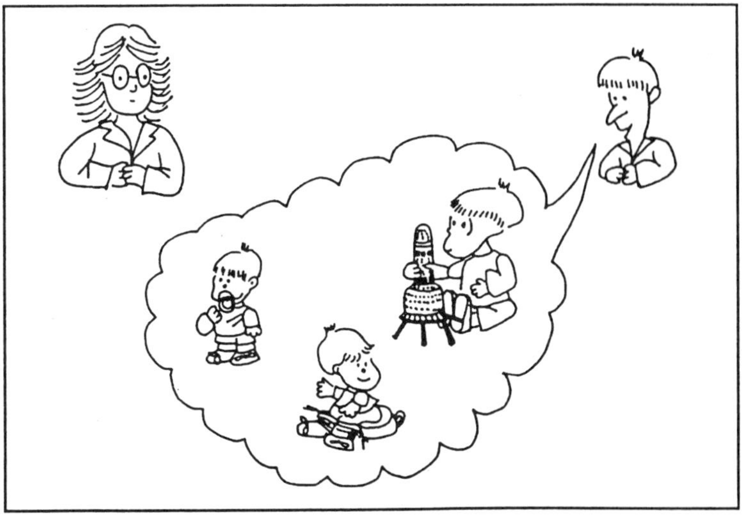

Outro tipo de paciente tentará inconscientemente restabelecer com o terapeuta determinados vínculos conflitivos vividos anteriormente com o pai ou com a mãe. Talvez tivessem um pai muito desinteressado ou uma mãe superprotetora, absorvente, simbiótica. Isso determinará o padrão de relacionamento próprio de cada um, que repetirá regularmente e ao longo de toda a sua vida. Certamente procederá da mesma forma com seus sócios, parceiros, mestres, amigos, com as instituições, etc.

Porém, a nós interessa o caso particular em que isso acontece entre o paciente e seu terapeuta, para que possamos considerá-lo e fazer com que redunde em benefício terapêutico em vez de ser um freio para a melhora.

Quando alguém fica doente, torna-se regressivo, readquire determinadas condutas ou necessidades de quando era criança. Pressionado pelas dificuldades, dores e medos, espera infantilmente que as pessoas tenham as mesmas reações que outros tiveram para com ele na época em que foi criança. Quanto mais cedo na história da pessoa se ancorou o conflito, mais grave será a problemática e mais indefeso o paciente ficará se avançarmos depressa demais. Às vezes, incapaz de tolerar a liberação do seu sofrimento, ele destrói o vínculo porque o plano afetivo supera o racional.

Por isso, é preciso considerar que pode ser arriscado eliminar depressa demais o motivo da queixa.

8) *Reações do terapeuta*

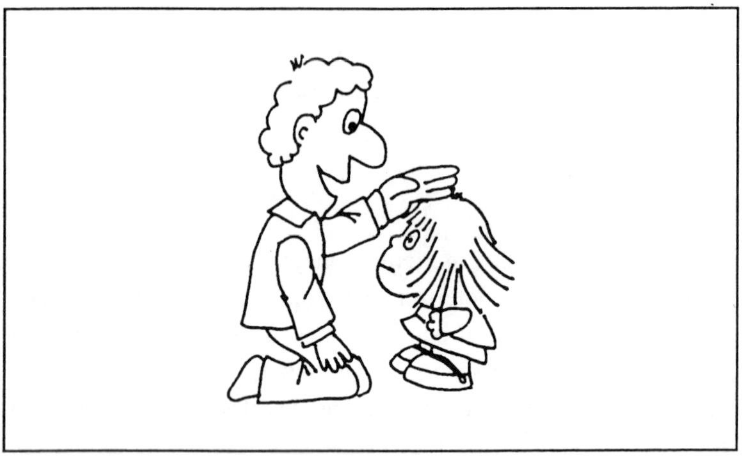

Como dissemos, a doença é uma situação que ativa lembranças da relação pai/filho e é isso o que o paciente costuma reviver na figura do terapeuta floral. Trata-se da repetição de protótipos infantis vividos com um profundo sentimento de realidade. Se isto não é adequadamente admitido, pode acontecer de o profissional se sentir inclinado a se converter nessa figura e assumir o lugar de pai que lhe é atribuído e começar a aconselhar o paciente como se se tratasse de seu filho: "Você precisa mudar"; "Isto não lhe convém"; "Você faria bem em se casar"; "Essa mulher não serve para você"; "Vou lhe dar florais para que acabe com essa situação porque não é o que mais lhe convém."

Se o terapeuta floral não perceber e não se detiver para pensar e organizar as estratégias terapêuticas mais adequadas a esse paciente em particular, a terapia fracassará, mesmo que os florais sejam os que o paciente precisa tomar.

9) *Intervenção do plano familiar e social*

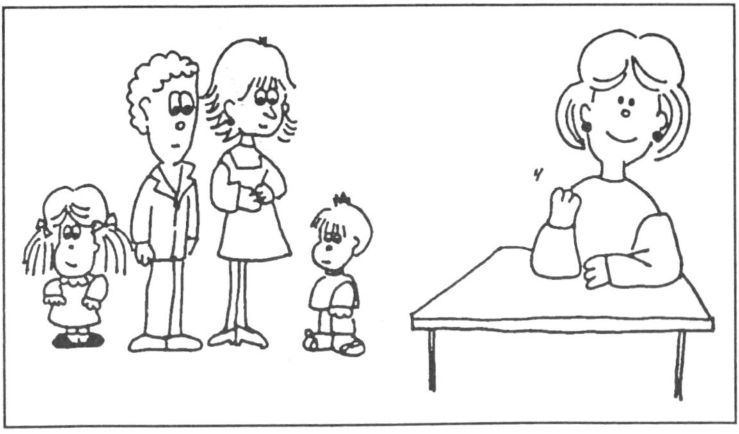

O terapeuta não se vê apenas diante de um paciente, mas de todo o núcleo familiar e social que o rodeia. Deve-se levar isto em conta, visto que determinados sintomas podem ser a manifestação de uma patologia familiar ou um obstáculo à melhoria daquele que faz a consulta.

Nesses casos, temos de reconsiderar a quem ou a que pessoas designaremos como pacientes. Nem sempre a consulta se limita à pessoa que comparece ao consultório. Há ocasiões em que temos de tratar de vários membros de um mesmo grupo familiar para que algumas mudanças possam ocorrer. Por exemplo, se uma criança é muito medrosa, além de lhe dar **Mimulus** deveremos receitar **Red Chestnut** para a mãe, e por que não pensar em **Larch** para que o pai tenha a coragem de intervir...

10) *Quando se atendem parentes ou amigos*

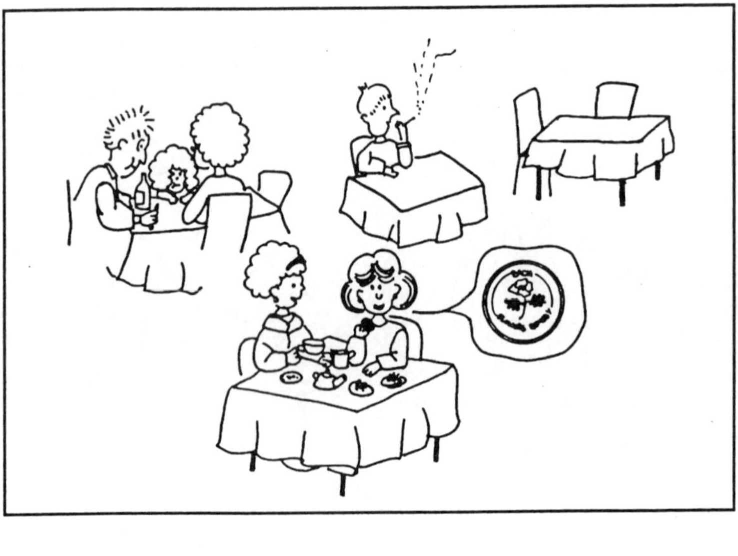

A existência de vínculos terapêuticos nos permite ir um pouco mais longe, e a questão é se é conveniente atender a parentes e amigos.

Pode-se ser eficiente como terapeuta de uma pessoa muito próxima? Depende. Para uma receita transitória, não acredito que haja problemas. No entanto, para um tratamento mais profundo, devemos pensar que todo envolvimento emocional acarreta certa perda de objetividade, com a conseqüente diminuição de eficácia no diagnóstico e na terapia.

Não há suficiente espaço psíquico para pensar. Ele se mistura com os nossos sentimentos. Talvez indiquemos os florais para que mudem o que achamos que devem mudar, e não o que eles precisam mudar para a sua evolução.

Pode haver luta de poder, ofensas, desobediência. Há necessidade de mostrar ao que ocupa o lugar de terapeuta que ele não é tão genial e que os florais não são tão bons assim. Desafios inconscientes ou o fato de pôr o terapeuta à prova interferem no tratamento. Sem descartar a inversão de papéis: o terapeuta que tem de fazer exames para demonstrar a eficácia da terapia floral, enquanto o paciente se converte no seu examinador.

11) *O pagamento*

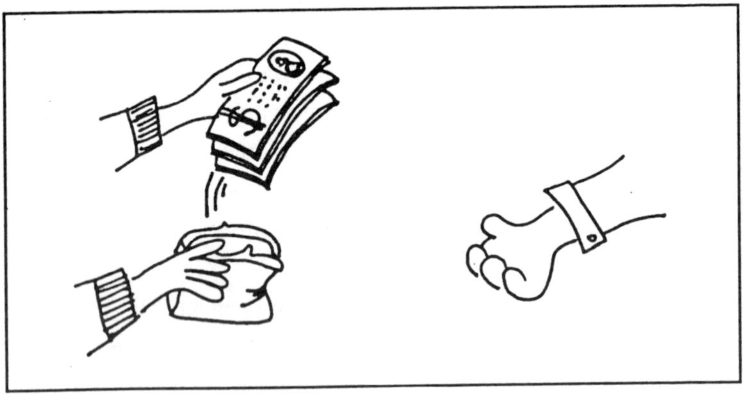

Outro assunto a ser incluído no vínculo terapêutico é o dos honorários da consulta. Trata-se de uma missão, mas também de um trabalho, e como tal deve ser cobrado. Não cobrar, fazer a terapia somente por amor, encobre outro tipo de sentimentos subjetivos. O pagamento sela determinado compromisso mútuo e o que for combinado a esse respeito tem de ficar muito claro desde o início. Caso contrário, interferirá na evolução e no relacionamento.

O paciente que não paga a consulta, pelo menos dentro de suas possibilidades, costuma sentir-se "devedor", buscando "pagar" de alguma maneira; "curando-se" depressa para ser um bom paciente e para que o terapeuta fique contente com ele; sumindo, porque não suporta a situação, não considerando o assunto como algo sério, talvez com a idéia tão freqüente de que, se não cobram, é porque não vale, faltando às consultas ou chegando fora dos horários combinados, porque não está realmente comprometido com a situação, etc.

12) *Medos dos pacientes. Medos dos terapeutas*

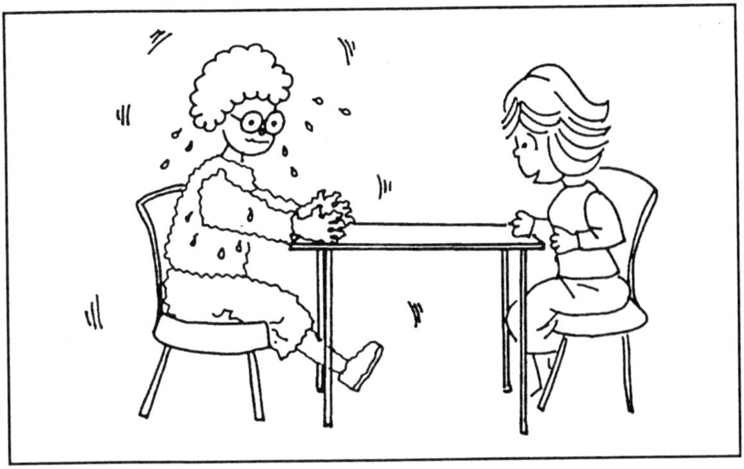

Há pacientes que assustam o terapeuta. Uma terapeuta que repassava seus casos comigo dizia que tinha muito medo de equivocar-se com uma paciente que por si só lhe inspirava medo.

Em contrapartida, essa terapeuta tinha vários pacientes também cheios de medos. Parecia que o tema do medo a perseguia.

Ela dizia: "Parece que todos esses pacientes me perseguem!" Consideremos que, quando o medo está tão presente em tudo, não se deve procurar destruí-lo, mas conhecer-lhe a natureza e contemplá-lo como uma força menos poderosa que a do amor.

O medo é um dos maiores obstáculos ao nosso desenvolvimento pessoal, pois é uma energia que limita e inibe. Terá sido por acaso que o dr. Edward Bach iniciou "os sete estados emocionais básicos" com os florais para quem sente medo?

Sigamos seus sábios ensinamentos e desenvolvamos as virtudes opostas:

CORAGEM
CALMA
CONHECIMENTO

começando, porém, com o terapeuta floral, para que este possa ajudar os demais. Por exemplo, nos casos em que o paciente não melhora como ele desejava ou esperava, deixando-o cheio de culpa e com a sensação de dever algo, por tudo o que o paciente lhe deu — confidências, confiança, esperança, dinheiro, etc. — sem receber nada em troca, induzindo-o (como "indenização") a determinados tipos de supercompensações danosas e perturbadoras que fazem com que perca de vista sua posição de terapeuta.

13) *Por que trabalhar tão sozinhos?*

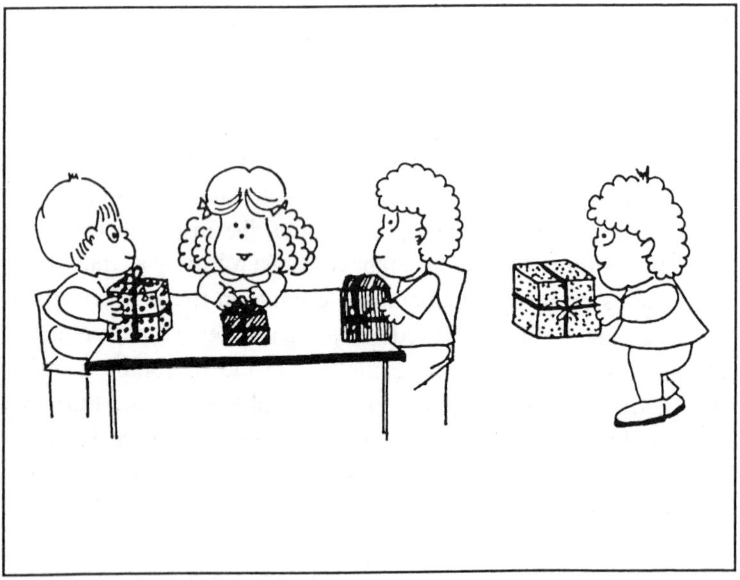

O que relatei até aqui leva a outra conclusão. O terapeuta floral não deve trabalhar sozinho, mas ter a oportunidade de conversar com seus colegas ou com outro terapeuta floral sobre os casos de determinados pacientes que despertam nele sentimentos contraditórios, complicados ou particulares. Caso contrário, esse trabalho, tão repleto de energia amorosa, se converterá num trabalho insalubre.

14) *Outros temas para reflexão*

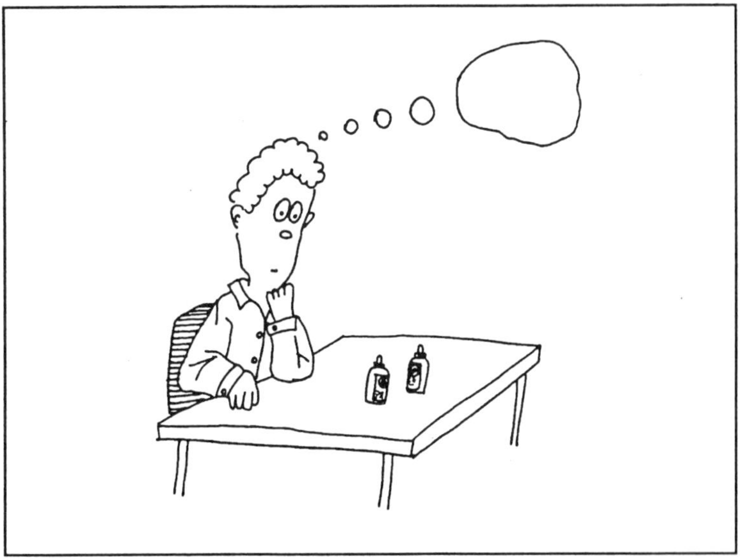

- O que acontece quando insistimos em receitar florais a pessoas que, segundo o nosso critério, precisam deles, embora não os peçam?

- Estamos conscientes de que em diferentes épocas ou momentos priorizamos determinados remédios em detrimento de outros? Como isso se reflete num tratamento?
- Quando adquirimos mais experiência nos animamos a usar essências que antes nem sequer nos havia ocorrido indicar. Damo-nos conta disso ou atribuímos unicamente ao paciente?

Chegar a essas reflexões marca um novo ponto de partida. Entendo que o assunto não se esgota aqui, mas é um marco para seguir em frente, porque entre idas e vindas vai-se construindo a vida de quem investiga, estuda e trabalha nessa especialidade, de quem não deu por encerrados seus conhecimentos e que está sempre disposto a começar.

Conclusão

O que se pode concluir é que, com os Florais de Bach, podemos contribuir para encontrar a alegria interior das pessoas. As pessoas tristes não podem estar sadias. A felicidade é a condição sem a qual não se pode ter saúde.

Bibliografia

Bach, Edward. *La curación por las Flores*. Edaf, 1990, Buenos Aires, Argentina. [*Os Remédios Florais do dr. Bach. Incluindo Cura-te a ti Mesmo e os Doze Remédios*, publicado pela Editora Pensamento, São Paulo, 1990.]

Békei, Marta e colab. *Lecturas de lo Psicosomático*. Lugar Editorial, 1991, Buenos Aires, Argentina.

Bräutigam, Walter e colab. *Psychosomatische Medizin*. Editora Thieme, 1992, Nova York, EUA.

"Claves en psicoanálisis y medicina." Catálogos, abril de 1992, Buenos Aires, Argentina.

Freud, Sigmund. *Obras Completas*. Ed. Biblioteca Nueva, Madri, 1973, Trad. L. López Ballesteros, artigos dos anos 1912, 1913, 1914, 1915, 1917.

Racker, H. *Transference and Counter-transference*. Londres, 1968, The Hogarth Press, Inglaterra.

Stern, Claudia. *Conferência "Cuando un paciente se va..."*, apresentada no II Congresso Internacional de Terapeutas Florais, III Jornada Nacional dos Florais de Bach, novembro de 1992, Buenos Aires.

Conferencia "Camino a la armonía", apresentada no Seminário Internacional de Essências Florais do Dr. Bach, Santiago, Chile, agosto de 1992.

Motura, Giraldo N. *Aprende a Curarte.* 1991, Rosario, Argentina.

Rojas Posada, Santiago. *Esencias Florales: Un Camino...* 1992. Ed. Siu-Tutuava, Bogotá, Colômbia.

Um diálogo com Mechthild Scheffer

"Devemos ser firmes na determinação de vencer, resolutos na vontade de chegar ao topo da montanha; não detenhamos a olhar com tristeza as quedas do caminho. Nenhuma grande ascensão foi feita sem tropeços nem quedas, e há que considerá-los como experiências que nos ajudarão a tropeçar menos no futuro. Nenhum pensamento sobre erros passados deve nos deprimir; já passaram e terminaram, e o conhecimento assim adquirido nos ajudará a evitar a sua repetição."

Edward Bach em
Cura-te a ti mesmo

A intenção deste capítulo é resumir de forma simples, breve, clara, concisa e prática as inúmeras perguntas que o público interessado nos Remédios Florais de Bach costuma fazer em conferências, seminários, por telefone ou por carta.

As perguntas e respostas que figuram neste capítulo não seguem uma ordem determinada, mas abarcam diferentes e variados tópicos que despertaram o interesse e o desejo de conhecer mais a fundo a maneira de tratar ou de se tratar com as Essências Florais do dr. Bach.

Ao fazer um diagnóstico, deve-se levar em conta exclusivamente a situação real, ou pode-se também recorrer ao "Remédio tipo"?

O termo "Remédio tipo" que se usa na literatura é, em parte, um mal-entendido. O dr. Edward Bach usou-o principalmente no início de suas pesquisas.

Quando se compõe uma fórmula de Florais de Bach para tomar sempre é preciso perguntar quais são os estados de ânimo negativos predominantes **naquele momento**.

Se tomarmos os Florais de Bach durante um período prolongado de tempo, a composição das fórmulas deverá ir se ajustando sempre ao estado **agudo** do paciente. Se esse estado cedeu, na próxima fórmula não se voltará a incluir o floral correspondente. Desse modo, pode-se ir comprovando que certos florais tornam-se mais freqüentemente necessários do que outros — estes são os estados de alma — e, com isso, os florais que são característicos para essa personalidade.

Estes "florais característicos", no entanto, só deverão ser indicados quando o estado negativo correspondente voltar outra vez a ser **agudo**.

Não há muito sentido em incluir as referidas essências numa diluição só por constar.

Ouvi dizer que os Florais de Bach também podem ser escolhidos com a ajuda de cartões coloridos. Esse método é confiável?

Do ponto de vista da sutileza de suas vibrações, seria lógico querer relacionar a freqüência energética dos Florais de Bach com a das cores, sons e aromas. O próprio dr. Edward Bach buscou correlacionar as essências florais com as cores, mas logo descartou essa possibilidade. Costuma-se com isso omitir que a vivência de sentimentos com relação às cores é absolutamente subjetiva e varia de acordo com o desenvolvimento psíquico de cada um.

Isso começa com as diferentes correlações de cores na doutrina dos chakras, e não acaba com os Florais de Bach...

No Centro Bach encontram-se atualmente oito atribuições de cores completamente diferentes para os Florais de Bach. Por exemplo, o "sentimento Chicory" é sentido por alguns como verde, por outros como azul e, por um terceiro, como amarelo.

Por isso se coloca em dúvida a objetividade e, portanto, a segurança de se relacionar os cartões coloridos com as essências florais de Bach como um método eficaz de diagnóstico.

Todavia, a razão principal para se desaconselhar este e outros métodos "simplificados" de diagnóstico é porque, depois de alguns êxitos iniciais aparentes, se fecha dessa maneira o acesso e a abertura da própria intuição, dificultando a experiência pessoal e o posterior desenvolvimento no uso das essências florais de Bach.

Pode-se também preparar homeopaticamente os concentrados para a sua ingestão? Com isso, aumenta-se o seu efeito?

Algumas pessoas crêem, em princípio — partindo da homeopatia — que a potenciação dos Florais de Bach aumentará seu efeito.

Na verdade, acontece o oposto, segundo o que se constatou na prática: a potenciação das concentrações das essências florais de Bach, segundo métodos homeopáticos, faz crescer sua eficácia porque sua polaridade retrocede.

A potenciação posterior dos Florais de Bach significa, portanto, um retrocesso, visto que por isso eles perdem o efeito harmonizador.

O dr. Bach, grande conhecedor dos procedimentos homeopáticos, no início também preparou suas plantas com métodos homeopáticos.

Não obstante, depois ele desenvolveu seus próprios "processos de potenciação", os métodos solares e de cocção, que produzem recursos diferentes e mais estáveis que os classicamente potencializados por métodos homeopáticos.

O preparado perde sua eficácia se for carregado junto ao corpo?

Na prática, demonstrou-se que o efeito do preparado diminui depois de alguns dias quando se leva o mesmo, por exemplo, permanentemente num bolso do paletó. A explicação para isto é que, provavelmente, pelo permanente contato com o campo energético do portador, o impulso energético das essências florais vai se compensando cada vez mais com este, e vai se esgotando paulatinamente.

Na ingestão oral dos florais, ao contrário, o campo energético adquire cada vez um novo impulso.

Por que há Florais de Bach somente em gotas e não em comprimidos?

Há alguns anos havia Florais de Bach também em comprimidos.

A produção não continuou em virtude da diminuição da eficácia e da durabilidade dos remédios.

O dr. Edward Bach, como médico consciente dos processos de produção de medicamentos, depois de longas fases experimentais finalmente desenvolveu novos métodos de elaboração para conservar intactas as sutis vibrações energéticas das essências florais.

O resultado foram os concentrados dos Florais de Bach na forma de gotas, tal como se apresentam na atualidade.

Além disso, na forma de gotas, têm-se a possibilidade de combinar as 38 variedades de essências florais de acordo com as respectivas necessidades.

A preparação de uma diluição é muito simples comparada com as complicações que significaria uma preparação de sempre novas combinações na forma de comprimidos.

"Fico nervoso com muita freqüência. Os Florais de Bach podem me ajudar?"

O "nervosismo" é um conceito global para uma série de estados emocionais desarmônicos que podem ter várias origens e se manifestar de diversas maneiras; para descobrir quais os florais mais adequados para você, é preciso que você descreva sua doença "dos nervos" com mais exatidão.

Em que situações você fica nervoso? Como se manifesta a sua inquietação?

Certos estados de nervos às vezes se relacionam com sentimento de medo (**Mimulus**). Algumas pessoas reagem com extrema sensibilidade e "nervosismo" ao ambiente que as rodeia e percebem, por exemplo, ao entrar em algum lugar, a atmosfera carregada de conflitos (**Aspen**). Outro tipo de nervosismo é experimentado por alguém que espera cheio de impaciência que chegue a sua vez num negócio (**Impatiens**). Outros "nervosismos" atacam pessoas que duvidam da própria capacidade (**Elm**, **Larch**).

Estes exemplos mostram somente algumas formas possíveis para o aparecimento do nervosismo.

Identifique com muito cuidado os sentimentos que acompanham suas fases de nervosismo e em seguida estude os 38 estados emocionais para cujo tratamento são indicadas as essências florais do dr. Bach.

Com um pouco de observação, você apreenderá a reconhecer cada um dos estados de ânimo que são tratados por cada floral.

Os florais de Bach podem ajudar as pessoas com peso excessivo que querem emagrecer e não conseguem?

Muitas pessoas obesas se torturam fazendo inúmeras dietas, sem êxito duradouro: "quilos" a mais voltam a se instalar depressa. Todas essas tentativas estão condenadas ao fracasso, visto que a disposição interior e os estados de ânimo não estão orientados para uma mudança de comportamento na alimentação.

O excesso de peso, não sendo de origem orgânica, é o resultado de maus hábitos alimentares, que na sua maioria surgem já na infância.

As causas disso se encontram no nível psíquico e são diferentes em cada caso. É por isso que não pode existir uma receita para emagrecer.

A problemática da alimentação está, por assim dizer, relacionada com algum transtorno psíquico de fundo, que é individual.

A pessoa que sofre de compulsão em seus hábitos alimentares e começa uma terapia com Florais de Bach vai ter de se confrontar durante o tratamento com as múltiplas motivações psíquicas de sua perturbação.

Com uma combinação floral bem escolhida, esses padrões de conduta negativa, na maioria crônicos, podem ser contornados e superados, exigindo, às vezes, tempo e força de vontade para produzir efeito.

Na medida em que são tratadas as verdadeiras raízes psicológicas do transtorno alimentar, surgirá a base sobre a qual se afirmará uma mudança de conduta fundamental, de modo que diminuir de peso vai se tornando cada vez mais fácil.

A prática tem demonstrado que a redução de peso dessa maneira não é passageira.

Nos distúrbios alimentares patológicos, como a anorexia e a bulimia, deve necessariamente haver acompanhamento psicoterápico junto com a terapia floral de Bach.

"Minhas enxaquecas com sintomas como vômitos, diarréias, dores na nuca e dificuldades visuais tornam difícil a minha vida há vinte anos. Há alguma terapia com os Florais de Bach com possibilidade de êxito? Quanto tempo dura o tratamento?"

Os tratamentos atuais da medicina clássica obtêm pouco êxito nos casos de enxaqueca, porque este mal freqüentemente responde a perturbações de ordem psíquica ancoradas na primeira infância.

Uma terapia com Florais de Bach orientada por um especialista, em muitos casos deu resultados que vão desde o alívio duradouro até a cura.

Não obstante, você tem de contar com um tempo de tratamento de aproximadamente um ano e meio. Este tempo, em geral, é o necessário para acabar com um distúrbio crônico de fundo psíquico.

Alguns dos sentimentos ou condutas típicos de pessoas que sofrem de enxaqueca são uma forte tendência a dominar (**Vine**), tendo ao mesmo tempo a incapacidade para elaborar situações traumáticas (**Star of Bethlehem**).

Quais são os Florais que podem influir sobre as disfunções intestinais como obstipação, diarréia ou flatulência?

É interessante observar que o dr. Edward Bach ocupou-se intensamente com o estudo da flora intestinal anormal, e também elaborou seus próprios preparados de bactérias intestinais, os assim chamados Nosódios de Bach, antes de desenvolver a terapia floral.

A atividade intestinal reflete — do ponto de vista simbólico — a elaboração dos conteúdos psíquicos.

Muitas moléstias do estômago e dos intestinos podem ser aliviadas com a ajuda das essências florais do dr. Bach.

No caso de pessoas com tendência a diarréias, freqüentemente se encontram estruturas do tipo **Rock Rose**.

Os gases costumam, às vezes, estar relacionados com sentimentos de raiva (**Holly**).

A obstipação, ao contrário, freqüentemente costuma estar ligada ao medo, a soltar as emoções (**Cherry Plum**).

Contudo, estas são referências gerais não absolutas.

Em cada caso é preciso verificar quais as atitudes emocionais negativas que acompanham as respectivas doenças, para que se consiga uma fórmula individual.

Na ampla literatura do dr. Bach, em algum lugar surge um remédio chamado "Zypressus". Trata-se de uma essência floral adicional de Bach?

O remédio "Zypressus" é mencionado por Edward Bach num dos seus escritos antigos que nunca deixou publicar. Trata-se de uma planta que ele examinou ao longo de suas pesquisas, mas que logo descartou, porque sua qualidade vibratória não era suficientemente elevada.

Para o sistema Bach dos 38 florais esta planta não tem nenhuma significação.

As essências florais de Bach no tratamento de crianças.

- São especialmente recomendáveis, visto que as causas emocionais surgem com muito mais clareza do que em adultos e, em caso de doença, freqüentemente são tratadas com métodos por demais agressivos.

- As crianças reagem mais rapidamente às essências florais de Bach. Em casos agudos, em poucas horas ou dias.
- Em casos crônicos, como, por exemplo, a enurese, também os pais deveriam tomar florais se quiserem que o êxito seja duradouro.
- As crianças mostram claramente quando uma fórmula é necessária ou quando deixa de sê-lo.
- O diagnóstico se faz como o dos adultos (por meio dos sintomas de estados emocionais agudos) e, adicionalmente, pode-se fazer "uma seleção espontânea" (como uma ajuda extra para o diagnóstico: até os 8 ou 9 anos, a criança pode escolher dentre todos os frascos com concentrados, intuitivamente, o remédio floral de Bach de que necessita naquele momento).
- As crianças em geral costumam saber melhor do que os pais os remédios de que precisam.
- A dosagem, em princípio, é como a do adulto, e a preparação também pode ser feita sem conhaque. Visto que as crianças costumam tomar os florais por períodos mais curtos de tempo, será oportuno preparar frascos menores (10 a 20 ml).

As plantas de Edward Bach de ordem superior.

- Na terapia original de Bach, não se usa o corpo da planta, por exemplo as pétalas, mas sua informação energética (qualidade vibratória).
- Esta depende, em primeiro lugar, do gênero da planta, porém também do campo energético de seu lugar ou situação, do clima, etc.
- O dr. Edward Bach escolheu para suas essências florais somente plantas com uma freqüência vibratória especial-

mente alta. Plantas para o alívio de moléstias ou afecções físicas (por exemplo, a camomila), plantas nutritivas ou alimentícias (por exemplo, as verduras). As plantas venenosas foram especialmente excluídas por Bach devido a sua freqüência vibratória demasiado baixa.

- A muitas das "plantas de Bach" a medicina popular já havia atribuído qualidades simbólicas semelhantes às que Edward Bach também definiu entre os 38 estados potenciais positivos de suas flores. Exemplo disso é o carvalho (**Oak**), quase universalmente símbolo da constância, da perseverança.
- Procurando plantas por toda a Inglaterra, Edward Bach encontrou no centro daquele país zonas onde ainda hoje se concentram e cultivam as plantas com as qualidades vibratórias mais elevadas. Estas se encontram, em parte, no Bach Centre, em parte numa reserva natural próxima, exceto **Olive e Vine**.
- A quantidade de casulos necessários para a produção é menor do que se costuma supor, dado que, para a elaboração dos concentrados, só é necessária uma minúscula quantidade de tintura-mãe: 30 ml de concentrado contém por volta de duas gotas de tintura-mãe.

"Pessoalmente, por experiência pessoal, estou 100% convencida do resultado das essências florais de Bach. Lamentavelmente, sempre há céticos que querem denegrir os florais. Sei intuitivamente que essa gente não tem razão; porém, como posso enfrentar essa situação?"

A posição que você descreve relaciona-se muitas vezes com uma resistência inconsciente, e tem como fundo básico a defesa do consciente.

As coisas que nos tocam interiormente muito de perto, e que não podem ser resolvidas pela razão, produzem muitas vezes grande irritação ou confusão, que buscamos combater com uma forte repulsa.

Seria inadequado aborrecer a pessoa em questão, num momento assim, com pressões, tentando convencê-la, visto que isso, provavelmente, intensificará mais sua repulsa.

Para cada ser humano há, em relação ao seu desenvolvimento espiritual pessoal, um momento adequado para começar a dar certos passos visando o conhecimento e a evolução. Você tem de enfrentar os céticos com toda a tranqüilidade, pedindo-lhes que, antes de mais nada, se informem um pouco mais detalhadamente sobre a terapia com os Florais de Bach antes de opinar sobre ela.

A própria reação psíquica diante destes ataques, talvez demasiado intensos, deveria ser tratada com as essências florais de Bach adequadas à situação.

Vervain ajuda quando se tenta convencer alguém a todo custo.

Se você se sente insegura com facilidade devido à opinião dos outros, **Cerato** é o floral que você deve tomar.

Ou você no fundo duvida dos efeitos dos Florais de Bach? Nesse caso, seria bom tomar **Gentian**.

Este tipo de reação no início de uma nova terapia costuma ser absolutamente normal, e vai se perdendo quando, pelas experiências concretas, adquire-se segurança e estabilidade interiores.

"É possível que as essências florais de Bach também produzam efeito sem serem ingeridas, levando-se eventualmente uma fórmula consigo ou colocando-a perto da cama durante a noite?"

Sim. Este tipo de efeito indireto já foi observado algumas vezes.

Não obstante, parece que o efeito da mistura cessa depois de alguns dias, o que se pode explicar pelo fato de o potencial de energia da fórmula floral se esgotar rapidamente pelo contato constante com o campo energético da pessoa.

Alguns terapeutas aconselham colocar os frasquinhos perto da cama em casos excepcionais, principalmente quando é preciso tratar bloqueios afetivos antigos e crônicos durante a terapia.

Isso não vale para todos os casos, e de nenhuma maneira é tão eficaz quanto a ingestão oral das gotas.

"Se colho pessoalmente os casulos das plantas utilizadas por Edward Bach e, por exemplo, preparo com eles um chá e ingiro as pétalas dessas flores, o efeito não deverá ser ainda mais intenso?"

Não. Esta dedução aparentemente lógica é equivocada porque é um raciocínio demasiado materialista. Para surtir efeito, não são necessárias as partes físicas ou materiais da planta, como no caso das ervas medicinais, mas seu potencial sutil, sua "essência espiritual".

Para conservar essa energia tão especial e poder incluí-la como meio de cura, o dr. Edward Bach desenvolveu procedimentos especiais de potenciação.

Os concentrados dos Florais de Bach assim obtidos desdobram sua ação benéfica no corpo energético da pessoa.

Se foram ingeridas as partes materiais das plantas em questão, a possível ação ou efeito se reduzirá apenas ao corpo físico. A meta de buscar o efeito da harmonização no âmbito espiritual ou emocional não seria atingida.

Versão direta do livro alemão: *Die praktische Anwendung der Original Bach-Blütentherapie in Fragen und Antworten*. Editora Goldman, 1993.

Versão em espanhol editada por Ediciones Urano: *Preguntas y Respuestas sobre la Terapia Floral de Bach*. Barcelona, Espanha.

TUDO O QUE VOCÊ PRECISA SABER SOBRE OS REMÉDIOS FLORAIS DE BACH

Tratado completo para seu uso e prescrição

Claudia Stern

Desde 1976, a Terapia Floral do dr. Edward Bach faz parte do grupo de medicinas alternativas aprovadas pela Organização Mundial da Saúde. Não sendo um método que se destine a substituir os métodos convencionais de cura, aos quais pode até ser acrescentado para acelerar a eficácia dos tratamentos, tem a vantagem de ser uma terapia natural sem efeitos colaterais nocivos, podendo por isso ser usada sem contra-indicações.

Neste livro, Claudia Stern apresenta os 38 florais com os tipos de personalidade correspondente, de acordo com a classificação do dr. Bach, seguidos dos sintomas, sentimentos, qualidades e características positivas e negativas de cada um. No questionário, que constitui a parte final do livro, a autora ensina o leitor a descobrir seu "remédio típico" e a distinguir entre seus estados emocionais agudos ou crônicos com vistas à escolha adequada do floral. Essas características do livro fazem dele um instrumento valioso para o leitor resolver seus problemas de saúde de um modo duradouro, tornando pouco provável a possibilidade de recaídas.

* * *

Claudia Stern é psicóloga, com pós-graduação em psicanálise. É terapeuta floral com vasta experiência, além de ocupar vários cargos importantes na Universidade de Belgrano e na Faculdade de Medicina da Universidade de Buenos Aires.

Horacio Watman – cujo trabalho *Abordagem Floral da Psicose* constitui um dos capítulos finais deste livro – é médico psiquiatra, membro da Escola Argentina de Análise Transacional e da Escola de Terapeutas Florais "Edward Bach", onde é professor. Também é membro da Sociedade Latino-americana de Acupuntura e Auriculoterapia.

Claudia Stern organizou o volume *Florais de Bach*, também publicado pela Editora Pensamento, em que aparece como autora ao lado de Jessica Bear, Carlos M. Resumil e Mechthild Scheffer.

EDITORA PENSAMENTO

FLORAIS DE BACH
Uma Visão Mitológica, Etimológica e Arquetípica

Henrique Vieira Filho

A terapia floral é a técnica alternativa mais adotàda em nosso país atualmente. Para suprir as lacunas deixadas por outras publicações, este livro se propõe a explicar cientificamente a atuação das essências florais na psique humana. Por que, por exemplo, a essência floral *Mimulus* atua nas fobias, em vez de em outro tipo de emoção? Por que o *Holly* intervém em casos de raiva, em vez de tristeza? Com base em estudos e pesquisas e em sua experiência como terapeuta profissional, o autor deste livro procurou e encontrou as respostas para estas e outras questões na teoria junguiana da sincronicidade.

Fazendo um levantamento sobre os deuses e lendas ligados a cada uma das plantas de onde se extraem as essências florais de Bach, Henrique Vieira Filho descobriu as "grandes coincidências" entre essas histórias e o momento emocional no qual o floral está apto a atuar. Além disso, constatou que as características de cada planta correspondem exatamente ao tipo de pessoa à qual a sua essência floral poderá ajudar, e que até mesmo a etimologia das plantas já nos esclarece para que elas servem.

Pesquisando ainda o uso fitoterápico dos florais, sob o enfoque milenar chinês dos *cinco movimentos*, o autor verificou que, além do seu uso para o equilíbrio de determinados sintomas físicos, tais plantas já eram usadas, na forma de chás, para as mesmas emoções para as quais Bach intuiu suas essências. Tais informações tornam esta obra útil tanto àqueles que estão se iniciando no estudo da terapêutica floral como, também, aos cientistas e pesquisadores de novas essências florais.

EDITORA PENSAMENTO